AF672211

Gesundheitsdaten online
-
Elektronische Patientenakte und Telematik

Wem gehören die Gesundheitsdaten? – Chancen und Risiken von Datenmobilität und Datenaustausch in der Medizin

BoD™
BOOKS on DEMAND

Für Eike und Leah Emiliy

Dieter Adler, Lara Sutter, Caroline Madla, Nora Winkelmann, Josefin Frank, Stefan Streit, Rudolph Bauer

Gesundheitsdaten online - Elektronische Patientenakte und Telematik

Wem gehören die Gesundheitsdaten? – Chancen und Risiken von Datenmobilität und Datenaustausch in der Medizin

Bibliografische Information der Deutschen Nationalbibliothek:
Die Deutsche Nationalbibliothek verzeichnet diese Publikation in der Deutschen Nationalbibliografie; detaillierte bibliografische Daten sind im Internet über http://dnb.dnb.de abrufbar.

© 2018 Dieter Adler

Illustrationen: **Nora Winkelmann, Lara Sutter**
Grafiken: © thenounproject.com
Lektorat: **Gregor Bähr, Starke Worte**

Verlag: Netzwerkverlag
des deutschen Psychotherapeuten Netzwerkes dpnw

Herstellung: BoD – Books on Demand, Norderstedt

1. Auflage 2019
ISBN (print): 978-3-948004-00-2
ISBN (pdf): 978-3-948004-01-9
ISBN (EBook): 978-3-948004-02-6

Inhaltsverzeichnis

Die Technik in der Medizin muss für den Menschen da sein, nicht umgekehrt.
Dieter Adler

Vorwort

In diesem Buch geht es um ein heikles Thema, das jeden gesetzlich versicherten Bundesbürger betrifft: die Gesundheitsdaten. Bisher in der Arztpraxis vor Fremdzugriff geschützt, sollen Gesundheitsdaten –und damit sind Diagnosen, Befunde, Untersuchungsergebnisse, Medikationspläne gemeint- nach dem Willen der Bundesregierung künftig bei den Krankenkassen selbst statt in den Arztpraxen gespeichert als „elektronische Patientenakte" gespeichert werden. Betroffen sind bisher nur alle gesetzlich Versicherten. Doch auch einige private Versicherungen haben schon ihr Interesse bekundet. Und: sollte ein Bürgerversicherung in Zukunft kommen, sind alle Bundesbürger davon betroffen.

Damit nicht genug. Die Daten werden über ein öffentliches Netz über das Internet versendet. Das Netz nennt sich „Telematik-Infrastruktur". Und die Daten sollen nahezu allen anderen Behandlern auch unbeteiligten Dritten zu „Forschungszwecken" zur Verfügung gestellt werden. Diese Lösung wird von Datenschützern, Patientenschutzverbänden wie Verbraucherschützern kritisiert. Doch auch die Mehrzahl der betroffenen Ärzte, Zahnärzte und Psychotherapeuten will dieses System boykottieren. Die Zeit drängt, denn nach der Vorgabe der Bundesregierung sollen die Daten ab dem 1.7.2019 auf die Server gestellt werden. Bis Ende 2021 sollen alle gesetzlichen Krankenkassen dieses System eingeführt haben.

Wir werden uns in diesem Buch kritisch mit der elektronischen Krankenakte und den Risiken auseinandersetzen und Alternativen aufzeigen, die weniger riskant sind.

Weitere Informationen für Patienten

Sie gehen regelmäßig oder manchmal zum Arzt? Dann wird Ihr Arzt Ihre Befunde, Ihre Antworten aus seinen Fragen, das Medikament, das er Ihnen verschreibt und vielleicht ein paar Empfehlungen zur Förderung Ihrer Gesundheit in seinen Computer schreiben. Sie sagen: „Klar, das ist doch logisch. Was soll er sonst machen?" Sie vertrauen Ihrem Arzt und darauf, dass Ihre Daten dort in der Praxis sicher aufbewahrt bleiben.

Stellen Sie sich vor, Ihr Arzt würde Ihre Daten ins Internet stellen. Ihre Meinung wäre wahrscheinlich: „Unglaublich, der gehört in Gefängnis, zumindest muss ihm die Approbation entzogen werden". Zu Recht! Wenn es aber nun so wäre, dass Ihre Gesundheitsdaten künftig nicht auf Facebook, sondern auf einem externen

Server gespeichert werden - und zwar alle Ihre Daten von allen Ärzten, Psychotherapeuten und Zahnärzten, Krankenhäusern und Reha-Einrichtungen? „Aha, der neue Roman von Sebastian Fitzek" werden Sie jetzt vielleicht denken. Leider nicht, auch wenn seine Romane ähnliche Szenarien darstellen: Das Ganze stammt aus der Feder der Bundesregierung und nennt sich E-Health-Gesetz.

Dieses Gesetz schreibt vor, dass die digitale Zukunft im Gesundheitswesen am 1.7.2019 beginnen soll. Ein Schreibfehler, ist nicht 2029 gemeint? Nein, kein Schreibfehler. Am 1.7.2019 müssen alle Behandler, Ärzte, Zahnärzte, Psychotherapeuten und Kliniken über das Internet und einen zentralen Server miteinander vernetzt sein. So werden ausnahmslos alle gesetzlich gezwungen, einen kleinen Kasten, "Konnektor" genannt, in ihren Praxen aufzustellen, ihre Praxisrechner damit zu verbinden. Dann sind alle Praxen online. Alles, was der Arzt in seinen Computer eingibt, läuft über einen zentralen Server, betrieben von der GEMATIK GmbH in Berlin und wird auf Servern der Krankenversicherungen gespeichert.

Verstößt das nicht gegen den Datenschutz? Besonders gegen die neue, strenge Datenschutzgrundverordnung? Wir meinen ja. Aber nicht nur. Es verstößt unserer Meinung nach auch gegen Grundrechte. Ihre

Grundrechte, Ihre Selbstbestimmungsrechte, Ihre Patientenrechte. Und gegen die ärztliche Schweigepflicht.

Nur am Rande: Wussten Sie, dass Ihre Gesundheitsdaten nur solange vor der Strafverfolgungsbehörden wie der Staatsanwaltschaft sicher sind, solange diese sich ausschließlich in der Arztpraxis befinden? Dort darf laut Strafprozessordnung nichts beschlagnahmt werden. Sind jedoch Ihre Daten auf einem externen Server gespeichert, dürfen Strafverfolgungsbehörden darauf zugreifen – eine Gesetzeslücke? Nehmen wir an, Sie oder eines Ihrer Kinder „genehmigen" sich ab und an einen "kleinen Joint". Streng verboten, aber Sie erzählen es Ihrem Arzt, weil Sie ihm vertrauen. Vielleicht auch, weil Sie den Joint zur Beruhigung von Ängsten, zum Stressabbau oder zum Einschlafen brauchen, vielleicht weiß er ja etwas Besseres. Soll auch auf dem Server abgelegt werden: „Schädlicher Gebrauch von Cannabis ICD-10 F12.1"?

Oder nehmen wir den fiktiven Fall eines Mannes, der beunruhigt ist, weil er seit einiger Zeit von Gedanken an Kinderpornografie geplagt wird. Das gefällt ihm nicht, er verabscheut das sogar, aber er denkt immer häufiger daran. Doch er weiß, dass mit ihm „etwas nicht stimmt", irgendetwas läuft falsch in seinem Kopf. Weil er verantwortungsbewusst ist und auch nicht zum Täter werden will, sucht er einen Psychotherapeuten auf. Wenn er aber weiß, dass seine Daten auf einem Regierungsserver landen und die Staatsanwaltschaft darauf zugreifen darf, dann wird dieser Mann höchstwahrscheinlich nicht zum Psychotherapeuten gehen.

Abzulehnen ist die Tatsache, dass Versicherte, also die Patienten, bisher weder dazu gefragt, noch darüber informiert wurden.

Nach der neuen, europäischen Datenschutzgrundverordnung muss der Bürger wegen jeder Kleinigkeit seine Einverständniserklärung abgeben, wird im Internet dauernd von Cookie-Hinweisen genervt. Beim Arzt hingegen müssen gesetzlich versicherte Patienten es einfach hinnehmen, dass sie nicht um Erlaubnis gefragt werden müssen, weil das Gesetz es zulässt bzw. wenn es die Datenspeicherung vorschreibt. Dieser „Zwang" ist in vielen Fällen auch gerechtfertigt. Denn wer würde freiwillig z.B. sein Einverständnis zum Speichern seiner Daten in die Flensburger Verkehrssünderkartei geben? Trotzdem: auch wenn etwas erlaubt ist, heißt es noch lange nicht, dass es auch ethisch vertretbar ist. So sehen wir das mit der Digitalisierung im Gesundheitswesen. Patienten und Behandler hätten gefragt werden müssen. So aber werden beide Seiten entmündigt. Das können und dürfen wir so nicht hinnehmen.

Dabei ist die Idee, die dahintersteckt, prinzipiell nicht schlecht. Durch die Speicherung der Gesundheitsdaten sollen Doppeluntersuchungen vermieden werden. Und Behandler sollen Untersuchungsergebnisse oder Behandlungsergebnisse schneller bekommen bzw. unkomplizierter darauf zugreifen können. Denn es ist natürlich umständlich und zeitraubend, wenn ein Arzt einen Kollegen anrufen und diesen mitten in der Patienten-Sprechstunde stören muss, um beispielsweise Untersuchungsergebnisse oder den Namen des Medikamentes zu erfahren, gegen das der Patient allergisch ist.

Vielleicht denken Sie als Leser jetzt auch: „Ist doch eigentlich eine gute Sache, wenn mein Arzt direkt auf alle meine Daten zugreifen kann. Diese Möglichkeit sollte er haben." Ja, aber was sollen die Daten auf einem Regierungsserver - einem Server, der angeblich völlig sicher ist. Auf Drängen des Netzwerkes gab die GEMATIK GmbH zu, dass das Telematiknetz hackbar ist.

Wir sind keine Technikgegner. Im Gegenteil, wir befürworten technischen Fortschritt, sofern er Sinn macht und Vorteile bringt. Aber der Umgang mit diesen neuen Technologien in einem so sensiblen Bereich muss verantwortungsbewusst geplant und umgesetzt werden. Insbesondere müssen die Betroffenen informiert werden und entscheiden können, ob sie das so wollen oder nicht. Wir werden daher in diesem Buch ein Modell vorstellen, das ohne Regierungsserver auszukommt - ja sogar überhaupt keinen Server benötigt, nicht einmal das Internet braucht. Stattdessen bleiben die Daten beim Patienten, in seiner Kontrolle. Und sie sind sicher. Dazu später mehr.

Mit den Plänen der Bundesregierung der zentralen Patientendaten-Speicherung auf einem Regierungsserver sind neben grundsätzlichen Sicherheits- und Datenschutzbedenken eine ganze Reihe von Fachbegriffen verbunden: Telematik, elektronische Gesundheitskarte, elektronische Patientenakte. „Was hat es damit auf sich? Ich verstehe das alles nicht", denken Sie vielleicht und werden misstrauisch. Zurecht, denn was soll man sich darunter vorstellen?

Dieses Buch soll Sie über die im Gesundheitswesen beschlossenen Technologien aufklären - wie sie funktionieren, wo die Chancen, die Gefahren und Risiken liegen. Wir versuchen, alles so einfach wie möglich zu erklären.

Weitere Informationen für Behandler (Ärzte, Zahnärzte und Psychotherapeuten)

Jeder Arzt, Zahnarzt oder Psychotherapeut ist vom § 291a SGB V betroffen und muss sich nach dem Willen der Bundesregierung an die Telematik-Infrastruktur anschließen lassen. Viele sind skeptisch und weigern sich. Zum Zeitpunkt des Entstehens dieses Buches, also im Dezember 2018, waren es gerade einmal 20 % aller Behandler, die angeschlossen waren. Viele weigern sich, weil sie berufsethische Bedenken haben, weil sie die Schweigepflicht nicht mehr gewährleistet sehen oder weil sie ohnehin schon mit so viel technischem Aufwand befasst sind, dass sie nicht noch zusätzlich belastet werden wollen. Positive Aspekte, wie der permanente Zugriff auf die Daten anderer Behandler werden durch die berechtigten Bedenken oft aufgehoben. Probleme macht vielen Behandlern die zentrale Datenspeicherung, auf die wir noch eingehen werden. Der Einfachheit halber sei dieses System der Telematik-Infrastruktur in wenigen Worten erklärt:

Der Praxisrechner eines Arztes wird über den Konnektor mit dem Server der Gesellschaft für Telematik-Anwendungen der Gesundheitskarte mbH (GEMATIK GmbH) verbunden und von diesem dann an die Server der Bertelsmann-Tochtergesellschaft ARVATO Systems an die Krankenversicherungen weitergeleitet. Diese speichern die Patientendaten in der elektronischen Gesundheitsakte. Angeblich soll dieses System völlig sicher sein. Auch dieses werden wir im Buch untersuchen. Hauptaufgabe der elektronischen Versicherungskarte soll jedoch das Überprüfen der Stammdaten des Patienten (Versicherten-Stammdaten-Management VDSM) sein. Viele Behandler haben auch hier den Eindruck, dass sie billige Erfüllungsgehilfen der Krankenkassen sein sollen und wehren sich deshalb dagegen. Denn diese zusätzliche „Dienstleistung" wird von den Krankenkassen nicht bezahlt. Wir werden uns kritisch mit den möglichen Folgen und Risiken auseinandersetzen und versuchen, alles zusammenzutragen, was für Sie von Interesse ist.

Wie dieses Buch entstanden ist

Dieses Buch entstand in Teamarbeit einer kleine Gruppe um den Hauptautoren Dieter Adler, Diplom-Psychologe, Psychotherapeut und Publizist, und vier angehenden Psychologinnen, die sich im Masterstudium befanden und sich für dieses brisante Thema so begeistern konnten, dass sie noch Zeit neben ihrer Masterarbeit fanden, engagiert mit zuarbeiten. Dann gelang es noch den kritischen Hausarzt Stefan Streit und den Kritiker Professor Rudolph Bauer aus Bremen als Autoren zu gewinnen. Möglich wurde das Buchprojekt durch großzügige Spenden und Informationen von Mitgliedern des Kollegennetzwerkes Psychotherapie, einer Interessenvertretung für psychotherapeutisch Tätige mit über 10.000 Mitgliedern. Wir danken den Spendern und Informanden hierfür ganz herzlich! Ohne sie wäre dieses Projekt nicht möglich gewesen.

Besonderen Dank auch an alle anderen, die aktiv mitgeholfen haben. Mit unermüdlichen Anregungen, Hinweisen, Korrekturen, Recherchen, Geduld u.v.a.m: Helmut und Anette Lorscheid, Helmut Krauthauser, Hildegard Huschka, Claudia Reimer, Cem Özcelik, Stefan Streit, Rudolph Bauer, Michael Krusche, Sue

Kindermann, Sara Schneider, Stefanie Mazzuko, Dagmar Schäperclaus, Sabine Kaiser, Silke Lüder, Doris Reile, Theo Fehr, Bernd Kuck, Günter Steigerwald, Regine Posé. Ganz besonderer Dank gilt Lara Sutter und Marion Langer für die Schlussredaktion sowie Helmut Krauthauser und Leah Langer für die Unterstützung beim Layout!

Wenn wir jemanden vergessen haben, tut uns dies leid, es ist keine Absicht, sondern Überarbeitung – die in einer Überarbeitung behoben werden wird!

Hinweis zur geschlechtsspezifischen Formulierung

Wenn wir meist in der männlichen Form schreiben, also von Patienten oder Ärzten, so sind damit natürlich die weibliche und die männliche Form gemeint. Zur besseren Lesbarkeit haben wir dies etwas vereinfacht.

Kasper und die elektronische Gesundheitskarte – ein Film zur Einführung

Die Gesundheitskartengegner der „Aktion Stopp-die-e-Card"[1] haben einen kurzen sehr anschaulichen Film erstellt, der die Funktionsweise und die Risiken der elektronischen Gesundheitskarte sehr gut vermittelt. Der Film „Kasper und die elektronische Gesundheitskarte" kann auf YouTube.de[2] angesehen werden.

Telematik und elektronische Patientenakte - vertrauliche Daten werden mobil Gesundheitsdaten in der Cloud

Einleitung – worum geht es?

Unsere Gesundheitsdaten werden ab dem 1.7.2019 in der sogenannten Gesundheitscloud gespeichert. Die Gesundheitscloud ist ein kompliziertes Serversystem, dass aus Servern der GEMATIK GmbH und den Servern der Krankenversicherungen besteht. Auf die Gesundheitscloud sollen Ärzte, Zahnärzte und Patienten Zugriff bekommen sollen. Und das weil es der Gesetzgeber so will. § 291 a des Sozialgesetzbuches schreibt dies vor. Bis Ende 2021 sollen allen Patientendaten in dieser Cloud gespeichert sein. Angeblich ist das System

---

[1] https://www.stoppt-die-e-card.de

[2] kaspar.telematik-in-der-praxis.de

von Hackerangriffen sicher, dennoch hat der Betreiber, die GEMATIK GmbH uns gegenüber bereits zugegeben, dass das System potentiell hackbar ist.

Wir werden Sie jetzt mit einigen Begriffen vertraut machen müssen, damit Sie das System verstehen. Im Prinzip geht es um eine Sache: die Daten vom Rechner Ihres Hausarztes, Ihres Facharztes, Ihres Zahnarztes, landen künftig auf dem Rechner Ihrer Krankenkasse. Auch die Daten Ihres Psychotherapeuten, Ihres Krankenhauses, in dem Sie gelegen haben. Die Daten werden von der Arztpraxis über das Internet an die Server der Krankenkassen übertragen.

Die Gesundheits-Daten werden in einer elektronischen Patientenakte abgespeichert. Das tut nahezu jeder Hausarzt, jeder Facharzt, jeder Psychotherapeut, jeder Zahnarzt auch heute schon. Allerdings bisher nur auf seinem eigenen Praxisrechner. Die elektronische Patientenakte (EPA) bleibt, landet aber künftig auf dem Rechner Ihrer Krankenversicherung. Das ist Bestandteil 1 des Digitalisierungsprojektes.

Der Patient besitzt eine elektronische Versichertenkarte (EKV), die mit einem Chip ausgestattet ist - Bestandteil 2.

Das Netzwerk, mit dem die Daten übermittelt werden sollen, nennt sich Telematik-Infrastruktur (TI), oder einfach nur Telematik, wie der Bestandteil 3 des Systems mittlerweile abgekürzt genannt wird.

Sie besteht aus einem „Konnektor", ein DSL-Model, eine Art „™" mit Sicherheitskomponenten, die die Arztpraxis mit dem Internet verbindet und den Knotenservern der Arvato Systems, einer Bertelsmann Tochtergesellschaft, die den Kontakt zu den Servern der Krankenversicherungen herstellt.

Die Gesundheitsdaten werden nicht nur auf den Servern der Krankenkassen gespeichert, sie können auch von anderen Ärzten aufgerufen werden. Der Transport der Daten erfolgt über das Internet. Arztrechner und Krankenkassenserver müssen am Internet angeschlossen sein. Mit anderen Worten:

Die Patientendaten landen in einer Cloud. Und das ist gesetzlich vorgeschrieben

Der propagierte schnellere Austausch klingt auf den ersten Blick vielleicht sinnvoll. Also die Idee, künftig alle Behandlungsdaten eines Patienten an einem Ort digital zu sammeln, um sie jederzeit für andere Behandler verfügbar zu haben. Beispielsweise, wenn der Patient von einem Facharzt zu einem anderen muss.

Aber die Pläne des Bundesgesundheitsministeriums gehen weiter. Die Forschung und besonders die Pharmaindustrie sollen Zugang zu den Daten bekommen.

Natürlich anonymisiert, aber gefragt werden die Patienten dazu nicht mehr. Dazu soll auch der Datenschutz gelockert werden, so die Pläne des Bundesgesundheitsministers Jens Spahn und der Staatsministerin für Digitalisierung Dorothee Bär:

"Wir haben in Deutschland mit die strengsten Datenschutzgesetze weltweit und die höchsten Anforderungen an den Schutz der Privatsphäre. Das blockiert viele Entwicklungen im Gesundheitswesen, deshalb müssen wir da auch an der einen oder anderen Stelle abrüsten, einige Regeln streichen und andere lockern."[3]

Bundesgesundheitsminister Jens Spahn drückt es etwas knackiger und deutlicher aus:

„Datenschutz ist was für Gesunde."[4]

Elektronische Versichertenkarte, elektronisches Patientenakte und Telematik sind die Bestandteile des Systems „Gesundheitscloud". Die elektronische Versichertenkarte und die elektronisches Patientenakte gibt es bereits.

---

[3] https://www.zeit.de/politik/deutschland/2018-12/dorothee-baer-digitalisierungsbeauftragte-datenschutz-gesundheitswesen
[4] https://twitter.com/jensspahn/status/533299329315127296

Auf der elektronischen Versichertenkarte, die der Patient besitzt, stehen keine vertraulichen Daten. Nur die sogenannten „Versichertenstammdaten”, also Name, Geburtsdatum, Versicherungsnummer, Versicherungsstatus und Adresse stehen hier. Die elektronische Akte beim Arzt enthält schon „brisantere Daten”. Diese Daten können aber nicht zu Unrecht als sehr sicher bezeichnet werden, da sie nur auf dem Praxisrechner des Arztes abgespeichert sind. Und kein Arzt, Zahnarzt oder Psychotherapeut würde auf die verrückte Idee kommen, anderen Behandlern von außen Zugriff auf seinen Rechner zu gewähren. Um Übergriffe von außen zu verhindern, ist es Standard, einen Praxisrechner nicht an das Internet anzuschließen. In vielen Bundesländern ist es datenschutzrechtlich nicht zulässig, Arztrechner am Internet anzuschließen. Aber da das E-Health-Gesetz ein Bundesgesetz ist, bricht es Landesgesetze oder Regelungen. Wenn eine Praxis das Internet nutzt, tut sie dies vernünftiger Weise von einem getrennten Rechner aus.

Wer an die Daten auf den elektronischen Akten in den Arztpraxen gelangen will, muss dies bisher „mechanisch” in die Praxis einbrechen und den Rechner stehlen. Von einem solchen Fall haben wir bisher nicht gehört. Jetzt sollen alle Ärzte, Zahnärzte und Psychotherapeuten gezwungen werden, sich ans Internet anschließen zu lassen. Und damit werden die Daten der Patienten auf zwei Wegen angreifbar:

1. direkt in der Arztpraxis durch Schadsoftware (Trojaner), die man sich schnell über das Internet einfangen kann

2. auf den Servern der Krankenkassen selbst.

Künftig können die Daten der Patienten also ohne Brechstange und sehr bequem „von zu Hause" aus gestohlen werden. Wie einfach das geht, hat ein 20jähriger Schüler gezeigt, der Anfang 2019 entdeckt wurde und sich zuvor ein Jahr lang unerkannt im Regierungsnetz, im Netz der Bundeswehr und bei einigen Botschaften ein und aus gegangen ist und sich fleißig „bedient" hat. Pikanterweise wird der Schüler von den Ermittlungsbehörden nicht als ernstzunehmender also gefährlicher Hacker angesehen, sondern nur als „Script Kid" - laut Wikipedia „..vornehmlich jugendliche Computernutzer, die trotz mangelnder Grundlagenkenntnisse versuchen, in fremde Computersysteme einzudringen oder sonstigen Schaden anzurichten."[5]

Mit anderen Worten: Dilettanten. Dieser Eindringling hat nicht einmal Spezialsoftware zum Überwinden der Sicherheitsbarrieren verwendet.

Wir werden uns mit den angreifbaren Schwachstellen, also der Telematik-Infrastruktur befassen.

---

[5] https://de.wikipedia.org/wiki/Scriptkiddie

Übrigens: wenn Sie bei einer gesetzlichen Krankenkasse versichert sind und schon jetzt keine Lust mehr auf das System haben, können wir Sie beruhigen:

Der Arzt, Zahnarzt oder Psychotherapeut **braucht IHRE Zustimmung** zum Weiterleiten der Daten an den Server Ihrer Krankenversicherung.

„Zugriffsberechtigte nach Absatz 4 Satz 1 und Absatz 5a Satz 1 dürfen mit dem Erheben, Verarbeiten und Nutzen von Daten der Versicherten nach Satz 1 **erst beginnen, wenn die Versicherten gegenüber einem zugriffsberechtigten Arzt, Zahnarzt, Psychotherapeuten oder Apotheker dazu ihre Einwilligung erklärt haben.**"

So steht es Sozialgesetzbuch, SGB V, §291a Absatz 3.[6]

Vorsicht ist beim Zustimmen geboten: einmal einem Behandler gegenüber zustimmen, bedeutet automatisch die Zustimmung auch für alle anderen Behandler. Und das auch für die Zukunft!

---

[6] https://www.gesetze-im-internet.de/sgb_5/__291a.html

Die Idee der Telematik im Gesundheitswesen

Das Ziel der Telematik im Gesundheitswesen: Ärzte sollen einfacher und vor allem schneller miteinander kommunizieren und auch auf Patientendaten anderer Behandler zugreifen können. Während Ärzte momentan die Ergebnisse der Untersuchung in einem Arztbrief an den Patienten aushändigen bzw. diesem zuschicken, sollen diese künftig bequem auf der elektronischen Gesundheitskarte gespeichert und von anderen Ärzten ausgelesen werden können. Zusätzlich soll der Patient entlastet werden, indem er Aufnahmen wie Röntgenbilder nicht mehr selbst transportieren muss, sondern auch diese auf der elektronischen Gesundheitskarte gespeichert und danach jederzeit von einem anderen Arzt abgerufen werden können.

Die Verbindung von Telekommunikation und Informatik soll einen sicheren Austausch medizinischer Informationen ermöglichen und so den Akteuren im Gesundheitswesen relevante Informationen zur Verfügung stellen[7].

Das sogenannte E-Health-Gesetz bietet die Grundlage für die Einführung der Telematik das am 29. Dezember 2015 in Deutschland in Kraft trat. Es schreibt rund 200.000 Praxen, Krankenhäusern und Apotheken

---

[7] https://www.gematik.de/telematikinfrastruktur/

vor, sich bis zum 30.6.2019 an die Telematik anschließen zu lassen.

Wozu dient das E-Health-Gesetz?

Digitalisierung - ein Wort, das in aller Munde ist. Bei der Digitalisierung geht es prinzipiell um die Umwandlung analoger in digitale Formate. Die digitale Revolution ist im Gesundheitswesen angekommen. Kritisiert wird jedoch, dass bei der Übermittlung der Daten die Vorteile der Digitalisierung bisher nicht konsequent genutzt und nach wie vor analoge Wege der Datenübermittlung z.B. in Form von Briefen genutzt werden. Um den Erwartungen von Versicherten gerecht werden zu können, dass die medizinischen Daten zu jedem notwendigen Zeitpunkt der Behandlung zur Verfügung stehen, sollte die „digitale Datenautobahn" eingeführt werden: die Telematik-Infrastruktur. Das E-Health-Gesetzt bietet den Fahrplan zur „digitalen Vernetzung" [8]. Die Einführung der elektronischen Gesundheitskarte und auch alles rund um die Telematik ist im Fünften Sozialgesetzbuch (SGB V) gesetzlich verankert[9].

---

[8] https://www.bundesgesundheitsministerium.de/service/begriffe-von-a-z/e/e-health-gesetz/faq-e-health-gesetz.html#c12018

[9] https://www.gematik.de/faq/

Elemente der elektronischen Gesundheitsakte

Das System elektronische Patientenakte besteht aus mehreren Komponenten:

- der **elektronischen Gesundheitskarte**, die die Patienten bereits besitzen
- der **Telematik-Anbindung** des Arztes
- den **Telematik-Servern**
- den **Servern der Krankenkassen**

Die elektronische Gesundheitskarte

Die elektronische Gesundheitskarte ist ein wichtiges Element der Telematik-Infrastruktur. Darauf ist ein Foto des Inhabers gedruckt und sie enthält einen Chip, auf dem zum jetzigen Zeitpunkt die Stammdaten des Patienten gespeichert sind. Die Stammdaten umfassen den Namen, Anschrift, das Geburtsdatum und die zugehörige Krankenkasse. Die Stammdaten dienen der Identifikation der Person, vergleichbar mit den Daten auf einer Bankkarte. Die elektronische Gesundheitskarte wurde seit Oktober 2011 sukzessive eingeführt und gilt seit Januar 2015 als einzig gültiger Berechtigungsnachweis für die Inanspruchnahme ärztlicher Leistungen[10].

---

[10] https://www.gkv-spitzenverband.de/krankenversicherung/telematik_und_datenaustausch/egk/egk.jsp

Telematik-Anbindung an die Telematik-Server

Wenn die Vorteile der Telematik im Gesundheitswesen effizient zum Tragen kommen sollen, ist neben der elektronischen Gesundheitskarte auf Patientenseite auch auf der Seite der Rettungsdienste, Krankenhäuser und im ambulanten Bereich (Arztpraxen, Zahnarztpraxen, Psychotherapeuten) weitere Technik erforderlich. Diese soll die Onlineverbindung zu einem einheitlichen Server für alle gesetzlichen Krankenkassen herstellen. In Bezug auf die elektronische Gesundheitskarte muss eine Software, das sogenannte Versichertenstammdatenmanagement (VSDM) eingeführt werden. Durch diese Software soll über die Onlineverbindung die Gültigkeit des Versichertenverhältnisses überprüft werden, um Betrug im Umgang mit Krankenkassenleistungen zu verhindern. Darüber hinaus wird die Aktualität der gespeicherten Daten gewährleistet, indem Änderungen von Patientendaten wie der Wohnort nicht nur in der Patientenakte eines behandelnden Arztes, sondern in der Patientenakte auf dem Server aktualisiert wird. Personenbezogene Daten und der Versichertenstatus sollen überprüft und aktualisiert werden[11]. Dieser Onlineabgleich ist verpflichtend beim jeweils ersten Patientenkontakt im Quartal[12].

[11] http://www.kbv.de/html/vsdm.php

[12] https://www.gematik.de/telematikinfrastruktur/

Die Telematik - Server

Die Server, die Praxen und Krankenversicherungen miteinander verbinden, werden im Auftrag der GEMATIK GmbH von der Arvato Systems GmbH, einer Bertelsmann-Tochtergesellschaft, betrieben.

Bisher trägt dieses System (Telematik plus elektronische Gesundheitskarte) lediglich dazu bei, die Versichertenstammdaten der Patienten abzugleichen. Die Speicherung der administrativen Daten auf seiner elektronischen Gesundheitskarte ist für den gesetzlich versicherten Patienten verpflichtend.

Die Krankenkassen-Server

Geplant ist eine elektronische Patientenakte, die auf den Servern der Krankenkassen abgelegt wird. Zugang sollen die behandelnden Ärzte erhalten. Das spart Zeit und mögliche Doppeluntersuchungen, geht aber auf Kosten der Patienten, wenn die Daten in die falschen Hände geraten. Die Patienten müssen zwar um ihre Zustimmung gebeten werden, dass die zusätzlichen Daten der Patientenakte auf den Servern der Krankenkassen gespeichert werden und dass die Daten von dem behandelnden Arzt abgerufen werden dürfen. Mangelnden Aufklärung der Bevölkerung über die Gefahren, die eine Speicherung sensibler Daten auf einem Server mit sich bringen, werden vermutlich nur wenige Versicherte die Speicherung oder den Zugriff durch den behandelnden Arzt verweigern. Ärzte und Psychotherapeuten stellen durch ihre Schweigepflicht für die Patienten besonders vertrauensvolle Personen dar. Sie werden über intime Anliegen und Beschwerden in Kenntnis gesetzt, die vielleicht nicht einmal die engste Bezugsperson erfährt.

Den Zugriff auf die Patientenakte zu verwehren, scheint im ersten Moment nicht notwendig. Doch in manchen Fällen wäre ein eingeschränkter Zugriff auch bei einem vertrauensvollen Arzt von Vorteil. Denn: So wenig Sie es stören mag, dass Ihr Frauenarzt von einer kürzlich zurückliegenden Ohreninfektion erfährt oder Ihr Hautarzt von der Grippe im vergangenen Winter, so gibt es auch Daten, die Sie möglicherweise nicht mit all ihren behandelnden Ärzten teilen wollen. Das können Geschlechtskrankheiten sein, die beispielsweise ihren behandelnden Hautarzt nicht zu interessieren haben, wenn er beim Routinecheck Ihre Leberflecken überprüft. Oder Sie erhalten die Diagnose „F45.2 Hypochondrische Störung" von Ihrem Psychotherapeuten. Wenn ihr Arzt dies in ihrer elektronischen Patientenakte/Gesundheitsakte lesen kann, wird er Sie möglicherweise nicht mehr unvoreingenommen behandeln können.

Laut der GEMATIK haben „Ärzte, Zahnärzte, Psychotherapeuten, Apotheker oder – allgemein – Heilberufler und deren berufsmäßige Gehilfen" die Möglichkeit, auf die medizinischen Daten zuzugreifen. Zugriff wird durch ein „Zwei-Karten-Prinzip" möglich[13], da sowohl die elektronische Gesundheitskarte, als auch ein elektronischer Heilberufsausweis benötigt wird.

Unabhängig davon, ob Sie ihren behandelnden Ärzten den Zugriff auf Ihre Patientenakte mit intimen Daten gewähren wollen, so haben weitere Akteure Zugriff. Unklar ist, ob Mitarbeiter der Krankenversicherungen oder IT-Mitarbeiter auf die Patientenakten zugreifen können. Hacker können sich den Zugang zu den sensiblen Daten leicht verschafften.

Die gesammelten Daten sollen langfristig der Forschung zugutekommen. Versorgung und Forschung sollen miteinander verknüpft werden. Durch die Bereitstellung der Gesundheitsdaten könnte die Forschung vorangetrieben werden. Die durch Forschung gewonnenen Erkenntnisse könnten dann in die Versorgung einfließen[14]. Eine Win-Win-Situation? Prinzipiell eine gute Sache, doch die Frage nach der Zustimmung der Patienten, ob sie ihre Daten für die Forschung zur Verfügung stellen wollen, bleibt aus.

---

[13] https://www.gematik.de/telematikinfrastruktur/

[14] https://www.aerzteblatt.de/archiv/194137/Elektronische-Patientenakte-Viele-Modelle-noch-keine-Strategie

Die elektronische Patientenakte galt zu Beginn als eine Anwendung der elektronischen Gesundheitskarte. Ende 2015 wurde sie als „wesentlicher Teil der Telematik-Infrastruktur verankert"[15].

Telematik kompakt
Hier noch einmal die wichtigsten Begriffe:

- **elektronische Versichertenkarte (EGK):** die kreditkartengroße Chipkarte, die beim Arztbesuch ein mal pro Quartal eingelesen wird.

- **Telematik-Infrastruktur (TI):** Datenleitung über das Internet, besteht aus Konnektor – Telematikserver (ARVATO Systems) – Krankenkassenserver.

- **elektronische Patientenakte (ePA) bzw. elektronische Gesundheitsakte:** Datenbankdatei auf dem Server der Krankenkasse, in der alle Behandlungsdaten eines Patienten gespeichert werden. Diese Datenbankdatei befand sich vor nur im sog. Patientenverwaltungssystem (PVS) des Arztes, Zahnarztes, Psychotherapeuten oder Krankenhauses. Der Unterschied zwischen elektronische Patientenakte (ePA) und elektronische Gesundheitsakte ist streng genommen nur, dass die **Ge-**

[15] https://www.aerzteblatt.de/archiv/194137/Elektronische-Patientenakte-Viele-Modelle-noch-keine-Strategie

sundheitsakte ein für Krankenversicherungen erlaubtes freiwilliges Angebot ist, dass die Krankenkassen nicht anbieten müssen und das die Behandler auch nicht nutzen müssen. Krankenkassen können Art und Ausgestaltung der Gesundheitsakte selbst wählen. Die Patientenakte hingegen ist für Ärzte, Behandler und Krankenversicherungen Pflicht. Sie wird an die Telematik-Infrastruktur angebunden, Art und Ausgestaltung wird gesetzlich vorgegeben.

- **dezentrale elektronische Patientenakte (dePA):** ein vom Autor entwickeltes Gegenmodell zur öffentlichen Speicherung der Gesundheitsdaten. Die elektronische Patientenakte wird verschlüsselt auf der Versichertenkarte gespeichert. Zugriff hat nur der Patient selbst.

- **Health-App:** Programm für Mobiltelefone (Smartphones) zum Aufruf der elektronischen Patientenakte auf dem Krankenkassenserver.

Welche Daten werden gespeichert?

Verpflichtend für die gesetzlich versicherten Patienten ist die Speicherung der administrativen Daten auf der elektronischen Gesundheitskarte. Neben einem Foto des Versicherten, welches auf die Karte gedruckt ist, werden die Verwaltungsdaten gespeichert. Diese umfassen die Angaben zur versicherten Person: Name, Geburtsdatum, Geschlecht, Anschrift, Angaben zur Krankenversicherung.[16]. Geplant ist außerdem die Einführung eines elektronischen Rezepts, welches das Rezept in Papierform ersetzen soll. Dafür liegt jedoch bisher kein Zeitplan vor.

Laut der GEMATIK ist die Speicherung weiterer Angaben optional. So kann von der versicherten Person festgelegt werden, ob persönliche Daten gespeichert werden sollen. Diese optionalen Angaben umfassen die elektronische Patientenakte inklusive einem Notfalldatensatz, einem Medikationsplan und elektronischer Arztbriefe sowie das elektronische Patientenfach[17].

Elektronische Patientenakte – viele Bits, kein Papier

Die elektronische Patientenakte wird als Herzstück der Telematik-Infrastruktur beschrieben. Sie soll als freiwillige Anwendung zur Verfügung stehen und ganz papierfrei medizinische Dokumente wie den Notfalldatensatz, den Medikationsplan und Arztbriefe enthalten. Bis 2021 soll jeder deutsche Versicherte über eine elektronische Patientenakte verfügen[18]. Auch jetzt schon

[16] https://www.gematik.de/hilfe-kontakt/versicherte/
[17] https://www.gematik.de/telematikinfrastruktur/
[18] http://www.taz.de/Elektronische-Gesundheitskarte-am-Ende/!5504811/

haben Ärzte und Therapeuten solche Akten auf ihren Rechnern. Der Unterschied ist, dass es eine einzige Akte auf dem zentralen Server für jeden Patienten geben soll, auf die alle Behandler dieses Patienten Zugriff haben und alle medizinischen Informationen abgespeichert werden. Sie soll somit vor allem der schnellen und einfachen Kommunikation zwischen Ärzten, Therapeuten und Klinken dienen[19]. Dem Patienten soll es zudem ermöglicht werden, seine Behandler über die wichtigsten Gesundheitsdaten zu informieren, wenn er das möchte[20].

Jedoch bleibt zurzeit die klare Abgrenzung zum elektronischen Patientenfach unklar. Gleichzeitig bleibt die Frage offen, wie die einrichtungsübergreifende Akte strukturiert und spezifiziert werden soll[21]. Während sich die KBV (Kassenärztliche Bundesvereinigung) dafür ausspricht, dass es eine „bundesweite patientenzentrierte Akte" innerhalb der Telematik-Infrastruktur gibt und keine „Insel- oder Parallellösungen"[22], gibt es immer mehr Vorstöße zur Entwicklungen eigener Modelle zur

---

[19] https://www.aerzteblatt.de/archiv/194137/Elektronische-Patientenakte-Viele-Modelle-noch-keine-Strategie

[20] https://www.bundesgesundheitsministerium.de/themen/krankenversicherung/egk/begriffe-egk.html#c1414

[21] https://www.aerzteblatt.de/archiv/194137/Elektronische-Patientenakte-Viele-Modelle-noch-keine-Strategie

[22] http://www.kbv.de/html/31190.php

elektronischen Patientenakte, beispielsweise von der Techniker Krankenkasse (TK) und der AOK[23]. Inzwischen werden 14 verschieden Modelle für eine elektronische Patientenakte in Deutschland gelistet[24]. Der Vorstandsvorsitzende des AOK-Bundesverbandes erklärt jedoch, dass die eigens entwickelte Akte keine Insellösung sein soll, sondern auch für die Telematik-Infrastruktur kompatibel sein soll.

Das elektronische Rezept

Das elektronische Rezept soll das bisher vom Arzt verordnete Rezept („ärztliche Verordnungen") in Papierform ablösen. Das heißt, ein Ausdruck des Rezepts vom Arzt ist in Zukunft nicht mehr vorgesehen. Demnach speichert der Arzt in Kombination mit seinem elektronischen Heilberufsausweis (also seiner elektronischen Signatur) die verordneten Medikamente auf der elektronischen Gesundheitskarte[25] und der Apotheker kann sich das Rezept in der Apotheke auf seinem Computer anzeigen lassen.

Wird den Patienten das Rezept nicht in Papierform ausgehändigt, so entsteht für den Patienten Intranspa-

---

[23] https://www.aerzteblatt.de/archiv/194137/Elektronische-Patientenakte-Viele-Modelle-noch-keine-Strategie

[24] https://www.epa-forum.de/#projekte

[25] https://www.aerztezeitung.de/politik_gesellschaft/gp_specials/abc_gesundheitswesen/article/564703/elektronisches-rezept.html

renz. Die Medikamentennamen sind nicht ersichtlich, so dass er sich vor Abholung der Medikamente in der Apotheke nicht über mögliche Risiken und Nebenwirkungen informieren kann. Gerade älteren Patienten könnte diese Form der Rezeptvergabe Schwierigkeiten bereiten. Außerdem stellen die elektronischen Rezepte für Hacker ein gefundenes Fressen dar, da diese von ihnen vervielfältigt und die Daten missbraucht werden können, um illegal an verschreibungspflichtige Medikamente zu kommen.

Das Notfalldaten-Management

a) Notfalldatensatz

Eine weitere Anwendung der elektronischen Gesundheitskarte ist die optionale Speicherung eines Notfalldatensatzes, um relevante Infos wie Allergien z.B. gegen ein bestimmtes Antibiotikum oder Schmerzmittel im Notfall auszulesen.

Darüber hinaus beinhaltet der Notfalldatensatz Informationen über chronische Erkrankungen, bedeutsame frühere Operationen, Medikamente, wichtige medizinische Hinweise (z.B. Schwangerschaft) sowie die Kontaktdaten behandelnder Ärzte und Angehöriger[26].

---

[26]https://www.gematik.de/fileadmin/user_upload/gematik/files/Faktenblaetter/Faktenblatt_NFDM.pdf

Die GEMATIK listet drei Szenarien auf, in denen die Notfalldaten von einem Arzt ausgelesen werden könnten:

1) „Erstversorgung durch den Notarzt/Rettungsdienst"
2) „Notaufnahme eines Krankenhauses"
3) „Ärztlicher Bereitschaftsdienst, Notdienst-Praxis oder in der ambulanten Notfallversorgung" [27]

Auf den ersten Blick scheint dies eine nützliche Idee zu sein, allerdings ist zu bezweifeln, dass ein Notarzt im Einsatz die elektronische Gesundheitskarte am Unfallort einlesen würde. Ein im Geldbeutel aufbewahrter Zettel mit den relevanten Infos scheint deutlich einfacher als das Einlesen der elektronischen Gesundheitskarte am Unfallort. Der Zettel bietet ohne Verzögerung und ohne notwendige Verbindung zum Online-Server die nötigen Infos. Rettungsmediziner verweisen dabei auch auf die Umstände eines Notfalls in der vor allem Zeit eine äußerst knappe Ressource darstellt. Die Notfallmedizin umfasst lebensrettende Maßnahmen, wie Blutstillung, Beatmung und Herzmassage und das meist außerhalb

[27]https://www.gematik.de/fileadmin/user_upload/gematik/files/Faktenblaetter/Faktenblatt_NFDM.pdf

der Klinik. Unter diesen Umständen ist das Auslesen der Karte weder praktikabel noch umsetzbar[28].

Wichtig ist vor allem, dass die im Notfalldatensatz gespeicherten Informationen fehlerfrei sind, was eine kontinuierliche Aktualisierung der Notfalldaten erfordert.

Aufwand und Kosten zur Eingabe des Notfalldatensatzes werden sehr hoch sein. Der Notfalldatensatz soll von einem Arzt auf der elektronischen Gesundheitskarte abgelegt werden[29]. Berechnungen von dem Arzt Klaus Günterberg, der sich bei der freien Ärzteschaft kritisch mit der elektronischen Patientenakte auseinandersetzt, zufolge erfordert die bundesweite Eingabe der Notfalldaten zehn Millionen Arbeitsstunden. Jeder Hausarzt in Deutschland müsste dafür durchschnittlich 202 Stunden aufbringen. Diese Arbeit würde zusätzliche Kosten von 1,2 Milliarden Euro verursachen, wobei der Aufwand für die Bestandspflege noch unberücksichtigt ist. Diese zusätzliche Belastung an Arbeitszeit und die damit verbundenen Kosten für den Notfalldatensatz sind, in

---

[28] https://freie-aerzteschaft.de/wp-content/uploads/2018/03/FRAUENARZT-2-2018-IT-Projekt.pdf

[29]https://www.gematik.de/fileadmin/user_upload/gematik/files/Faktenblaetter/Faktenblatt_NFDM.pdf

Anbetracht der seltenen Anwendung, kritisch zu betrachten[30].

b) Datensatz „Persönliche Erklärungen"

Der Datensatz „Persönliche Erklärungen" soll Informationen darüber enthalten, wo der Patient Willenserklärungen aufbewahrt – zum Beispiel die Patientenverfügung, ein Organspenderausweis oder eine Vorsorgevollmacht. Die Speicherung dieser Daten soll im Ernstfall, also wenn der Patient nicht mehr ansprechbar ist „Aufschluss über dessen mutmaßlichen Willen ermöglichen und so Behandlungsentscheidungen in diesem Sinne beeinflussen können"[31]. Ärzte können durch Ablage dieser Informationen erfahren, dass es entsprechende Erklärungen von dem Patienten gibt und auch, wo diese zu finden sind (z.B. im Geldbeutel).

Medikationspläne

Auf der elektronischen Gesundheitskarte soll künftig die Dokumentation aller „Medikationsdaten, Arzneimittelverordnungsdaten und Therapievorschlagsdaten" möglich sein[32]. Der Nutzen wird vor allem darin

---

[30] https://freie-aerzteschaft.de/wp-content/uploads/2018/03/FRAUENARZT-2-2018-IT-Projekt.pdf

[31] https://www.gematik.de/fileadmin/user_upload/gematik/files/Faktenblaetter/Faktenblatt_NFDM.pdf

[32] https://www.gematik.de/telematikinfrastruktur/

gesehen, sowohl für behandelnde Ärzte, als auch Apotheker einen strukturierten Überblick über einzunehmende Medikamente zu schaffen. Dadurch sollen sowohl Arzneimittelverwechslungen als auch Fehl- und Doppelverordnungen verhindert werden[33] und somit zur Verbesserung der Arzneimitteltherapiesicherheit führen.[34].

Patienten, die „drei oder mehr verordnete Arzneimittel erhalten", haben bereits seit 1. Oktober 2016 den Anspruch auf „die Erstellung eines Medikationsplans in Papierform"[35]. Diese Regelung wurde eingeführt, da es immer wieder vorkommt, dass Menschen durch unerwünschte Wechselwirkungen von Medikamenten sterben, was durch einen Medikationsplan verhindert werden soll. Alle Medikamente, die vom Patienten über einen Zeitraum von 28 Tagen oder länger eingenommen werden, sollen auf diesem Plan dokumentiert sein[36]. Außerdem soll „ein verständlicher und wiedererkennbarer Einnahmeplan zur Verfügung gestellt wer-

---

[33] https://www.gematik.de/telematikinfrastruktur/

[34] http://www.kbv.de/media/sp/KBV_PraxisWissen_E_Health_2016.pdf

[35] https://www.gematik.de/fileadmin/user_upload/gematik/files/Publikationen/gematik_Flyer_eMP_AMTS_201709_web.pdf

[36] https://www.bundesgesundheitsministerium.de/service/begriffe-von-a-z/e/e-health-gesetz/faq-e-health-gesetz.html#c12018

den, der den Patienten bei der richtigen Anwendung seiner Medikation unterstützt" [37]. Laut dem Bundesgesundheitsministerium profitieren vor allem ältere und chronisch kranke Menschen von einem solchen Medikationsplan, welcher vom behandelnden Arzt (Hausarzt oder Facharzt, falls kein Hausarzt vorhanden ist) erstellt werden muss. Apotheker sind verpflichtet, den Medikationsplan auf Wunsch des Versicherten zu aktualisieren[38].

Durch die elektronische Speicherung des Medikationsplans soll eine Aktualisierung der Daten erleichtert werden. Bei Bedarf kann der Medikationsplan für die Patienten ausgedruckt werden (da bisher keine Möglichkeit für Patienten besteht die Daten der elektronischen Gesundheitskarte selbständig (d.h. außerhalb der Arztpraxis und ohne Beisein eines Arztes) auszulesen (Zwei-Karten Prinzip s.o.)[39].

Fraglich bleibt, wie sicher dieser Medikationsplan ist, wenn beispielsweise seitens des Arztes „geschludert" wird und das Notieren eines Medikaments vergessen

---

[37]https://www.gematik.de/fileadmin/user_upload/gematik/files/Faktenblaetter/Faktenblatt_NFDM.pdf

[38] https://www.bundesgesundheitsministerium.de/service/begriffe-von-a-z/e/e-health-gesetz/faq-e-health-gesetz.html#c12018

[39]https://www.gematik.de/fileadmin/user_upload/gematik/files/Faktenblaetter/Faktenblatt_NFDM.pdf

oder verschoben wird. Dem Patienten bleibt freigestellt, welche Medikamente auf dem Medikationsplan notiert werden sollen. Deshalb kann auch beim Vorhandensein eines Medikationsplanes nie ganz sicher von einer Vollständigkeit und Aktualität ausgegangen werden.

Der elektronische Arztbrief

Der elektronische Arztbrief und das Versichertendatenmanagement sind die beiden ersten Anwendungen innerhalb der Telematik-Infrastruktur. Der elektronische Arztbrief soll die „konventionelle Übermittlung durch Post-, Boten- oder Kurierdienst durch die Nutzung sicherer elektronischer Verfahren ersetzen"[40]. Zum Versenden der elektronischen Arztbriefe ist auch hier der sog. Heilberufsausweis, sowie ein sicheres und verschlüsseltes Netz notwendig. Der elektronische Arztbrief kann zusätzlich auf der Gesundheitskarte gespeichert werden.

Das elektronisches Patientenfach

Das elektronische Patientenfach enthält durch die Versicherten selbst oder von den Behandlern zur Verfügung gestellte Daten. Versicherte können z.B. Blutzuckerwerte, Pulsmessungen oder Patiententagebücher darin speichern. Der Arzt dokumentiert in der Patien-

[40]https://www.bundesgesundheitsministerium.de/themen/krankenve rsicherung/egk/begriffe-egk.html#c1414

tenakte u.a. Befunde, Diagnosen und Therapiemaßnahmen. Diese kann er dem Patienten zugänglich machen, indem er sie im elektronischen Patientenfach ablegt. Der Patient soll dadurch mehr Einsicht in seine Daten und besser über die eigene Diagnose und Therapie informiert werden. Damit soll er mehr Autonomie erlangen und über seine Gesundheit mitbestimmen können. Damit der Patient auf seine Daten auch außerhalb der Praxis zugreifen kann, sind in Zukunft besondere Verfahren vorgesehen. Bisher gilt das sog. Zwei-Schlüssel-Prinzip, um die Daten auf der Gesundheitskarte lesen zu können. Dafür braucht es ein Kartenlesegerät, den Heilberufsausweis des Behandlers und die PIN des Patienten. Nur wenn ein gültiger Ausweis eingesteckt wird und der Patient seine PIN eingibt, werden die Daten angezeigt. Jedoch sollte es für einen mittelmäßig begabten Hacker ein leichtes sein, die Chipkarte des Arztes zu fälschen (hierfür gibt es bereits Anleitungen im Internet). Die PIN des Patienten ist nur ihm vorbehalten. Unberechtigte Dritte, wie z.B. Versicherungen, Behörden oder Unternehmen können (bis dato) nicht auf sensible medizinische Daten zugreifen.

Ausblick

Im Koalitionsvertrag von 2018 wurde festgehalten, dass das bestehende E-Health-Gesetz weiterentwickelt werden soll. Die Schaffung folgender Möglichkeiten ist geplant: die digitale Speicherung und Verwaltung von Impfpass, Mutterpass, Untersuchungsheft und Zahnbonusheft. Die Möglichkeit „Mobile Health" soll genutzt und eine digitale Rezeptvergabe ohne Arztbesuch geschaffen werden[41]. Im letzten Jahr war zudem immer mehr zu vernehmen, dass Gesundheitsminister Spahn die elektronische Gesundheitskarte in ihrer bisherigen Form für „veraltet" hält. Zukünftig soll man nicht nur durch die elektronische Gesundheitskarte auf die Akte zugreifen können, sondern auch mithilfe von Gesundheits-Apps. Diese hält Spahn für sehr wichtig. Bereits jetzt ist durch eine Zusammenarbeit mehrerer gesetzlicher Krankenkassen und des Berliner Unternehmens Vivy GmbH eine Gesundheitsakte in Form der App „Vivy" verfügbar, die 13,5 Millionen Versicherte schon nutzen könnten [42](zur Sicherheitsanalyse der „Vivy"-App s. Kapitel 6.5). Außerdem spricht Spahn von einem „Bürgerportal", auf dem neben der elektronischen Pati-

---

[41] https://www.cdu.de/system/tdf/media/dokumente/koalitionsvertrag_2018.pdf?file=1

[42] https://www.aerztezeitung.de/praxis_wirtschaft/e-health/article/971742/millionen-versicherte-start-frei-e-akte-app-vivy.html.

entenakte auch Daten von Behörden wie beispielsweise Steuerdaten der betreffenden Person gespeichert werden sollen.[43] Das heißt also: noch mehr Informationen über eine Person in einem einzigen Portal, auf die Hacker mit nur einem Angriff zugreifen könnten.

Fraglich bleibt bei den bisherigen, sogenannten und oben beschriebenen „freiwilligen Anwendungen" der Gesundheitskarte, was mit den Anwendungen von denjenigen Personen geschieht, die der Speicherung nicht zugestimmt haben. Außerdem bleibt unklar, was mit den Daten passiert, zu deren Speicherung die Patienten nicht zustimmen müssen[44].

---

[43] https://www.heise.de/newsticker/meldung/Verzoegerungen-inakzeptabel-Gesundheitsminister-Spahn-will-eGK-durch-ID-System-ersetzen-4043711.html

[44] http://docplayer.org/12657093-Stellungnahme-zum-geplanten-ehealth-gesetz.html

Wozu eine elektronische Patientenakte?

Es ist nicht so lange her, da schrieb der Arzt seine Untersuchungsergebnisse und die Medikamente noch in einen Karteikarte. Die war zusammenfaltbar und man konnte weitere Notizen, Briefe anderer Ärzte usw. darin aufbewahren. Heute schreiben fast alle Ärzte ihre Daten in ihren Praxiscomputer. Die gute alte Papierakte ist aber bei nahezu allen Praxen erhalten geblieben.

Die Umstellung auf Computer war oft kein Modernisierungsgedanke des Praxisinhabers, sondern wurde von außen vorgegeben. So ordneten die kassenärztlichen Vereinigungen - die Einrichtung, mit der die Ärzte und Psychotherapeuten abrechnen - 2005 (Gesetz 2006: §295 SGB V[45] und §302 SGB V[46]) die Pflicht zur maschinenlesbaren bzw. elektronischen Abrechnung an [47]. Zuvor mussten Behandler ihre Abrechnungsdaten per Hand auf vorgedruckte Scheine eintragen und sie per Post an die Kassenärztliche Vereinigung senden. Das war auch der Grund, warum manche Praxis zur Abrechnung einen Tag im Quartal ganz geschlossen hatte. Nach Einführung der Pflicht zur elektronischen Abrechnung mussten alle Praxen einen Computer anschaffen und über diesen abrechnen. Die Abrechnungsdaten

[45] https://www.sozialgesetzbuch-sgb.de/sgbv/295.html
[46] https://www.sozialgesetzbuch-sgb.de/sgbv/302.html
[47] http://www.kbv.de/media/sp/Elektronische_Abrechnung.pdf

wurden verschlüsselt auf einer Diskette, später auf einer CD gespeichert und - nach wie vor per Post - an die Kassenärztliche Vereinigung gesendet.

2008[48] folgte die Pflicht zur „Online-Abrechnung". Dabei wurde die verschlüsselte Datei über ein gesichertes Netz, das sich „KV-Safenet" nannte, übermittelt. Dazu bekamen die Behandler ein kleines Verbindungsmodem gestellt, das eine sichere Verbindung zur kassenärztlichen Vereinigung herstellt. Über das KV-Safenet konnten Ärzte auch miteinander kommunizieren und z.B. Befunde austauschen. Genutzt wurde diese Möglichkeit jedoch nur selten, weil es den meisten Ärzten zu kompliziert war und sie dann doch lieber den Postweg genutzt haben. Bei dieser Art der Online-Verbindung wurden keine Behandlungsdaten von Patienten übertragen oder gar extern gespeichert. Wer das KV-Safenet nicht haben wollte, konnte in vielen Bundesländern die Online-Abrechnung über ein Portal erledigen. Das funktioniert ähnlich wie das Online-Banking.

Schon 2003 wurde die Einführung der elektronischen Gesundheitskarte beschlossen und für 2006 vorgeschrieben (seit 2015 gilt ausschließlich die elektroni-

[48] http://www.kbv.de/media/sp/Elektronische_Abrechnung.pdf

sche Gesundheitskarte als Berechtigungsnachweis[49]). Diese elektronische Gesundheitskarte sollte laut Gesetz (§291a Abs. 4 SGB V) geeignet sein, eine elektronische Patientenakte zu speichern/verarbeiten. Bis Ende 2018 sollen die Voraussetzungen für eine solche Akte geschaffen werden[50].

Jeder gesetzlich Versicherte erhielt also eine Versichertenkarte, die mit einem Chip versehen war. Auf diesem Chip konnten Daten gespeichert werden. Zunächst waren es nur Name, Geburtsdatum, Anschrift, Versichertennummer und Versicherungsstatus, die sogenannten Versicherten-Stammdaten.

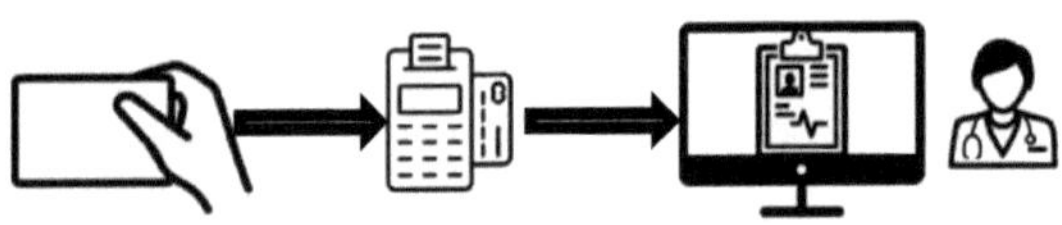

Stammdaten

Die elektronische Patientenakte blieb stets auf dem Rechner des Arztes.

---

[49]https://www.bundesgesundheitsministerium.de/themen/krankenversicherung/egk.html
[50]https://www.bundesgesundheitsministerium.de/themen/krankenversicherung/egk.html

Dann sollten - eigentlich - weitere Daten auf der Versichertenkarte gespeichert werden. Technisch ist dies kein Problem. Und es ist auf den ersten Blick auch sinnvoll. Wenn alle Daten auf der Karte gespeichert sind, können alle Daten auch von anderen Ärzten genutzt werden. Statt Röntgenbilder oder CDs der Röntgenuntersuchung hin und her zu schicken, könnten die Bilder auf der Versichertenkarte abgespeichert werden. Und so vom Hausarzt, der die Untersuchung angeordnet hat, eingesehen werden. Alle Befundberichte, Arztbriefe, Untersuchungsergebnisse usw. wären auf diesem Chip gespeichert. Nichts wird mehr beim Arztbesuch vergessen oder zu Hause verlegt. Zu regeln wäre dabei nur die Frage, welcher Arzt welche Befunde sehen darf. Soll der Augenarzt auch einen Einblick in die Untersuchungen des Frauenarztes bekommen? Darf der Hautarzt auch die Befunde des Psychotherapeuten einsehen?

Und was ist, wenn die Versichertenkarte einmal verloren oder gestohlen wird? All dies ist technisch lösbar, wie wir im Kapitel „Alternativen zur Telematik – die sichere Patientenakte" (Kapitel 11: Alternativen zur Telematik) aufzeigen werden.

Und niemand hätte ein Problem damit, wenn die Versichertendaten geschützt auf der Versichertenkarte gespeichert werden.

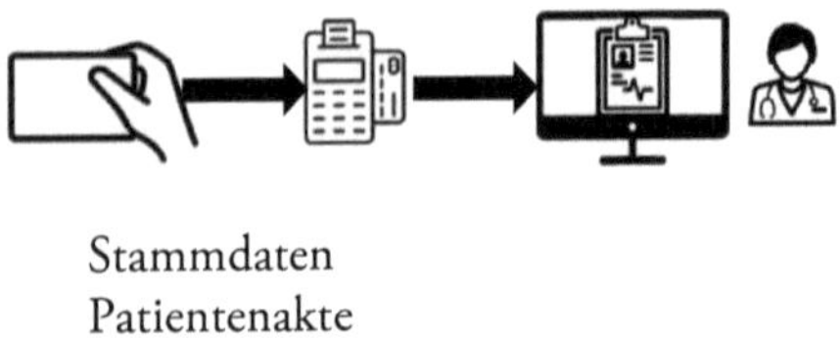

Doch das war so nicht gewollt. Die Bundesregierung hat weitergehende Pläne. Sie will die elektronische Patientenakte von der Versichertenkarte trennen. Die Patientendaten sollen nicht auf der Versichertenkarte, sondern auf einem Server außerhalb der Arztpraxen zentral gespeichert werden. Dazu wurde die Telematik gesetzlich eingeführt und von den gesetzlichen Krankenkassen und den Kassenärztlichen Bundesvereinigungen die „Gesellschaft für Telematikanwendungen der Gesundheitskarte GmbH", kurz GEMATIK, geschaffen.

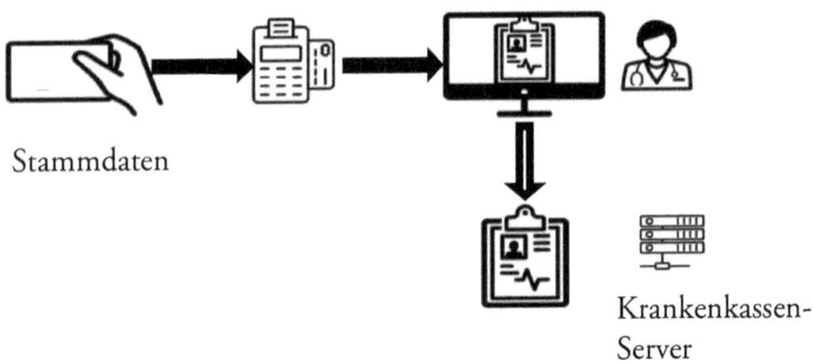

Aber nicht nur Behandler sollen Zugriff auf die Daten haben, sondern auch Forschungseinrichtungen, z.B. die pharmazeutische Industrie. Patienten müssen zwar die Einwilligung zur Datenspeicherung geben, diese gilt aber, nachdem sie einmal abgegeben wurde, künftig für alle Behandler. Sie kann wiederrufen und auf bestimmte Anwendungen eingeschränkt werden. Zudem sind bisher nicht alle Arztpraxen angeschlossen. Ein plastisches Bild, wie die elektronische Gesundheitskarte funktioniert, zeigt der Film „Kasper und die elektronische Gesundheitskarte", der auf YouTube.de angesehen werden kann.

Charakteristika medizinischer Daten

Was sind medizinische Daten, was unterscheidet sie von anderen Daten? Diese Frage mag banal klingen, sollte trotzdem gestellt werden, um die ganze Tragweite besser zu verstehen.

Nehmen wir an, jemand hat als Jugendlicher eine Straftat begangen und dafür eine Vorstrafe bekommen. Irgendwann ist das im Strafregister gelöscht. Selbst wenn das herauskommt, wenn derjenige z.B. 45 Jahre alt ist, wird es vermutlich kaum größere Folgen für ihn haben. Er war damals noch jung, unerfahren, unreif usw. Heute hat er sich gewandelt.

Was aber, wenn derjenige eine chronische Erkrankung hat? Natürlich müsste er diese bei einem Arbeitgeber angeben. Aber nur wenn dies Auswirkungen auf seine Arbeit oder seine Einsatzfähigkeit hätte. Eine Anwältin wird ihre Kurzsichtigkeit mit 6 Dioptrien nicht angeben müssen, eine Chirurgin schon. Eine Schuppenflechte dürfte nur ein wenigen Arbeitsbereichen eine Rolle spielen, man muss sie nicht angeben. Wer aber möchte gerne, dass andere davon erfahren?

Nicht ohne Grund hat der Gesetzgeber strenge Strafen für Ärzte und andere Heilberufe vorgesehen, wenn sie vertrauliche Dinge preisgeben. Und mit „Preisgeben" ist auch gemeint, wenn sie nicht verhindern, dass andere diese Daten leicht erlangen können. Ein unverschlossener Aktenschrank im Wartezimmer wäre ein solches Vergehen.

KFZ-Werkstätten werden nicht so bestraft, wenn sie preisgeben, dass ein Kunde abgefahrene Reifen benutzt oder seine Bremsbeläge lieber selbst wechselt. Auch der Ableser von Wasser- und Strom-Daten wird nicht so hart belangt, wenn er anderen Anwohnern preisgibt, dass ein Nachbar kaum Wasserverbrauch hat, es also mit der Körperhygiene nicht so genau nimmt.

Wie funktioniert die elektronische Patientenakte nach dem Willen der Bundesregierung?

Ziel der elektronischen Patientenakte sollte sein, die patientenbezogenen Daten aller Behandler eines Patienten auf dessen Karte zu speichern. Eigentlich eine gute Idee. Doch früh verwarf man diese Möglichkeit und entschied sich stattdessen für eine zentrale Speicherlösung. Das heißt, die Versichertendaten werden auf einem über das Internet zugänglichen Server gespeichert. Hierzu werden die Computer der Arztpraxen über ein kleines Gerät (genannt Konnektor) und das Internet mit den Servern der GEMATIK in Berlin verbunden. Diese leitet die Daten dann weiter an die Server der Bertelsmann-Tochter ARVATO Systems. Diese leitet die Daten auch nur weiter an die Server der jeweiligen Krankenversicherung, wo die Gesundheitsdaten gespeichert werden. Beabsichtigt war, dass jeder Arzt auch Zugriff auf die Daten anderer Behandler hat. Damit würden einerseits Arztpraxen bei der Anforderung z.B. von Befundberichten und Röntgenbildern entlastet, andererseits müssten Patienten diese nicht mehr mit sich herumtragen. In diesem Zuge verlangten die Krankenkassen auch, dass Ärzte den Versichertenstatus und die Stammdaten der Patienten regelmäßig überprüfen und an die Krankenkassen weiterleiten.

Zusammenfassung:

- Die Behandlungsdaten aller Behandler eines Patienten sollen in einer Datei, der elektronischen Patientenakte, zusammengefasst werden
- Diese wird nicht direkt auf der Versichertenkarte gespeichert, obwohl es technisch möglich ist.
- Die Daten werden auf einem zentralen Server gespeichert
- Auf die Daten sollen auch Forschungseinrichtungen Zugriff haben
- Die Behandlungsdaten dürfen nur mit Zustimmung des Versicherten gespeichert werden. Aber einmal gegeben, gilt sie für alle Behandler.
- Die Zustimmung kann vom Patienten wiederrufen und auf bestimmte Anwendungen eingeschränkt werden.

Was ist Telematik?

Telematik ist ein Kunstwort, zusammengesetzt aus Tele = fern und der Endung des Wortes Infor-matik. Also Fernverarbeitung von Daten mittels Kabel- oder Funkverbindung.

Vorteile bringt die Telematik, weil sie komfortabel sein kann. Ist ein Außenthermometer oder eine Wetterstation mit Außenfühler, bei denen die Daten per Funk an die Basisstation übertragen werden. Wir nutzen also die Telematik zu Hause, damit wir bei Minustemperaturen nicht in den Garten gehen müssen, sondern vom Sofa aus das Wetter von morgen ermitteln können. In vielen weiteren Bereichen wird die Telematik ebenfalls genutzt. Angefangen vom „Smart-Home" über elektronische Verkehrsbeeinflussung bis zur Feuerwehr. Im Brandfall ist die Telematik lebensrettend, wenn Feuerwehrleute, mit schwerem Atemschutz sowie mit Atem- und Pulssensoren ausgestattet, in ein Gebäude eindringen müssen. Mithilfe der Datenübermittlung erfährt die Einsatzleitung, wenn beispielsweise ein Feuerwehrmann ohnmächtig geworden ist. Gleichzeitig weiß sie auch, wo sich der in Not geratene befindet, so dass weitere Einsatzkräfte zur Rettung mobilisiert werden können. (Bei der Übermittlung solcher Messdaten spricht man auch von Telemetrie). So hat die Telematik unbestreitbare Vorteile. Aber schon im Privathaushalt kann diese Anwendung auch bedenklich sein. Denn WLAN- oder

Wifi-Netzwerke beruhen streng genommen auf Telematik-Anwendungen. Wenn hier kein wirksamer Schutz gegen „Abhören" installiert ist, kann der Nachbar Ihre E-Mails mitlesen – und wer will das schon, auch wenn der Inhalt noch so banal ist?

Beim Einsatz im Rettungsdienst kann der Notarzt mithilfe der Telematik dem Krankenhaus bereits während der Einsatzfahrt wichtige Daten übermitteln. So ist im Ernstfall bereits der OP gerüstet, die notwendigen Fachärzte und Geräte am Start. Zeit geht dabei keine verloren - Datenschutz aber unter Umständen schon. Denn beim ersten Datenleck, das in diesem Bereich der Technologie-Anwendung in Berlin aufgetreten ist, wurden wegen eines Fehlers in der Verschlüsselung die Daten so übertragen, dass sie online von jedermann mitzulesen waren. Wie konnte das passieren? Dazu werden wir uns zu einem späteren Zeitpunkt mit den Übertragungswegen der Daten befassen.

Wie funktioniert die Telematik?

Um die Gefahren der Telematik besser verstehen und einordnen zu können, müssen wir uns zunächst mit der Technik beschäftigen. Im Bereich der Telematik gilt das, was auch in allen technischen Bereichen gilt: es gibt nichts, was zu 100% sicher ist. Wir wollen prüfen, wie sicher bzw. unsicher die Telematik ist.

IST- und SOLL-Zustand

Damit die Telematik den Austausch zwischen Ärzten erleichtern kann, müssen die Daten des Patienten an einem Ort gespeichert werden, auf die der Behandler zugreifen kann. Zugriff auf die Daten hat jeder Behandler, der an der Telematik teilnimmt und eine entsprechende Berechtigung in Form eines elektronischen Heilberufsausweises dazu hat. Es ist auch eine App geplant, durch die der Patient mit seinem Smartphone eingeschränkt auf die Daten zugreifen kann. Momentan sind auf der Karte die Stammdaten des Patienten gespeichert. In Zukunft sollen, wie bereits beschrieben, auch sogenannte e-Rezepte oder Röntgenbilder gespeichert werden, damit diese nicht mehr in Papierform transportiert werden müssen. Weil die Größe der Dateien die Kapazität des Chips auf der elektronischen Gesundheitskarte überschreitet, müssen die Daten auf einem Server gespeichert. Von dort können die Behandler dann die gespeicherten Daten abrufen. Wie dieser Vorgang abläuft, sollen die folgenden Grafiken zeigen.

Der IST-Zustand: der Patient legt seine Gesundheitskarte in der Praxis der Arzthelferin vor. Diese liest die Karte ein und erhält u.a. die Info, dass der Patient versichert ist und behandelt werden kann. Der Patient erhält seine Karte zurück und wartet auf seinen Termin. Im Behandlungszimmer wird die Untersuchung durchgeführt und der Behandler notiert die Beschwerden sowie eine Diagnose in der Patientenakte. Diese liegt entweder in Papierform oder elektronisch auf dem Arztrechner im System der Praxis vor.

IST-Zustand

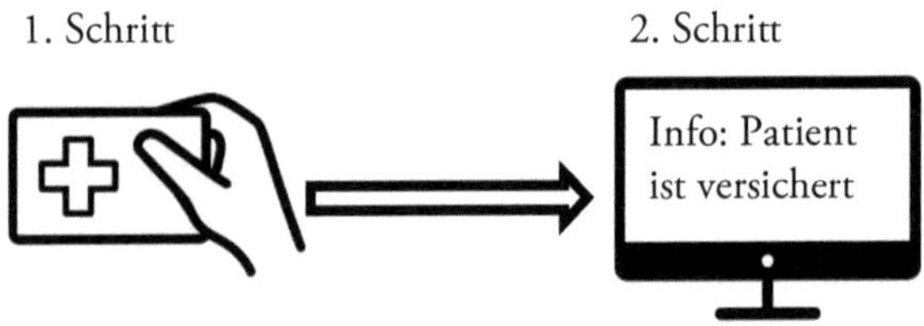

Der SOLL-Zustand sieht den Einsatz der elektronischen Gesundheitskarte in Verbindung mit der Telematik vor:

Wie beim IST-Zustand sucht der Patient mit seiner elektronischen Gesundheitskarte eine Praxis auf, die Arzthelferin liest die Karte ein und bekommt die Info, dass der Patient versichert ist. Der Praxisrechner ist jedoch über das Internet mit einem Server verbunden, der außerhalb der Praxis steht und von einer Firma betrieben wird. Auf dem Server sind Daten über den Patienten gespeichert. Wenn die Arzthelferin die Karte des Patienten einliest, werden die Daten auf dem Praxisrechner mit den Daten auf dem externen Server abgeglichen und gegebenenfalls aktualisiert. Der Patient wird ins Behandlungszimmer gerufen. Der Behandler liest die

Karte erneut ein und bekommt nun die elektronische Patientenakte zu sehen. Die Daten in der Patientenakte umfassen z.B. Infos über die letzten Arzt-, Klinik-, Therapeutenbesuche und welche Medikamente verschrieben wurden.

SOLL-Zustand

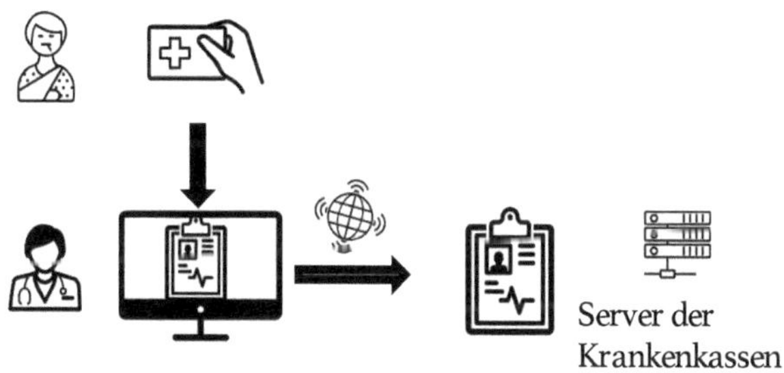

Um die Daten vor Angriffen von außen durch Hacker zu schützen, sind diese sowohl auf dem Server als auch auf der Karte verschlüsselt. Nehmen wir an, unser Patient heißt Peter. Um den Namen Peter zu verschlüsseln, entscheiden wir uns für eine bestimmte – in diesem Beispiel sehr vereinfachte - Kodierung. Jeder Buchstabe wird durch den nächsten in der Reihenfolge des Alphabets ersetzt. Ein P wird zum Q, das E wird zum F, das T zum U und das R zum S. Der Name Peter buchstabiert sich verschlüsselt nun: QFUFS. Mit den in der praktischen Anwendung weitaus komplizierter verschlüsselten

Daten kann ein Hacker nicht viel anfangen, weil er Namen und weitere Daten auf der Karte wie Diagnosen und Befundberichte nicht nachvollziehen kann. Das System auf dem Praxis-Rechner und der externe Server kennen die Kodierung und können so die Daten entschlüsseln. Wen es Hackern gelingt, die Art der Kodierung, den sog. Verschlüsselungs-Algorithmus, zu „knacken", können sie auch die Daten entschlüsseln. Bekanntlich gelingt es Hackern immer wieder, in hoch gesicherte Systeme einzudringen und vermeintlich bestens verschlüsselte Daten auszulesen.

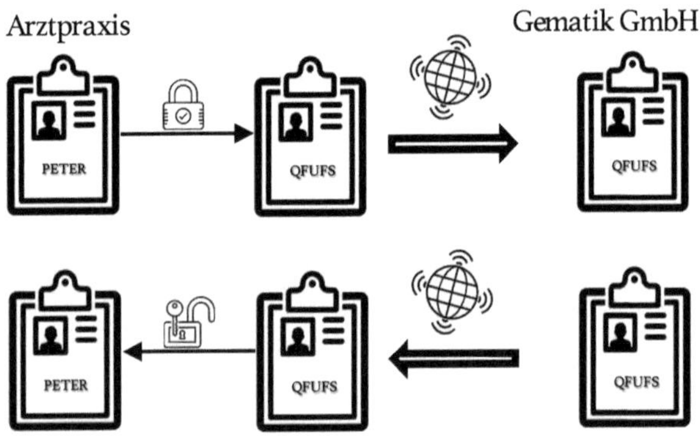

Der entscheidende Unterschied vom IST- zum SOLL-Zustand ist die Verbindung vom Praxisrechner über das Internet zum Server der GEMATIK GmbH.

Die Datenübertragung findet über eine geschützte Verbindung statt. Das heißt, Zugang erhält nur, wer über ein entsprechendes Passwort oder eine PIN verfügt. Wenn man nun Daten von Computer A zu Computer B senden möchte, werden dabei öffentliche Netzwerke genutzt, an denen viele Server beteiligt sind – mit dem Vorteil, dass unterschiedliche Wege zur Datenübermittlung genutzt werden können. Fällt nämlich die Verbindung zwischen zwei Netzwerken aus, wird ein anderer Weg gewählt. Der Nachteil ist, dass es undurchsichtig ist, welche Verbindungen und welche Server genutzt werden. Hacker können in dieses System von Netzwerken eindringen und Daten einsehen. Die Grafik soll die Verbindungen veranschaulichen.

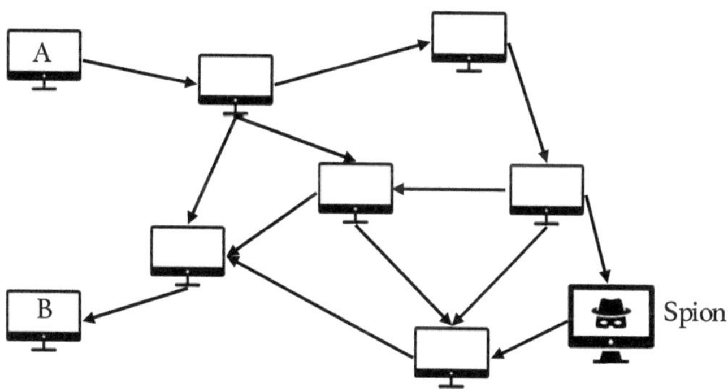

Was ist ein Server?

Ein Computer verfügt über eine Festplatte, auf der wir Dokumente und Bilder speichern. Ist der Speicherplatz voll, lagern wir einen Teil der Dateien auf eine externe Festplatte. Diese Festplatte kann jederzeit über einen USB-Anschluss an den Computer angeschlossen werden und die Daten darauf wie gewohnt zugänglich sind. Nur der Nutzer dieses einen Computers kann auf diese Daten zugreifen. Ein Server ist vereinfacht gesagt eine externe Festplatte, die an einem anderen Ort liegt. Dieser Server bietet den Vorteil, dass man von verschiedenen Orten (und evtl. mit unterschiedlichen Geräten wie Computer, Laptop, Tablet oder Smartphone) auf die Daten zugreifen kann und dass mehrere Personen auf den gleichen Inhalt Zugang haben können.

Eine Möglichkeit für den Einsatz eines Servers bietet ein Heimnetzwerk für einen Familienhaushalt mit mehreren Personen. Jedes Familienmitglied kann über den eigenen Computer auf den Server zugreifen und sich gleichzeitig mit den anderen Familienfotos anschauen oder auf die Musiksammlung zugreifen. Diese Form der Nutzung von Dateien durch mehrere Personen eines Haushalts läuft über einen Netzwerk-Festplatten-Server (NAS-Server). Die Verbindung der Computer zum Server funktioniert ohne Internetzugang, das hausinterne Heimnetzwerk nennt man Intranet. In nahezu allen Unternehmen gibt es ein Intranet, das den Mitarbeitern Zugang zu Dateien verschafft, die nur für den internen Gebrauch vorgesehen sind. Nur registrierte Benutzer bzw. deren Computer bekommen einen Zugang.

Sobald der Zugriff auf Daten eines Servers auch außerhalb des Intranets, außerhalb des Gebäudes stattfinden soll, ist eine Internetverbindung nötig. Unternehmen nutzen solche Server, um weltweit mit den Daten zu arbeiten, z.B. haben Banken sog. Rechenzentren, das sind entfernte Server. Über zwei Wege können Server und Arbeitsplatz miteinander verbunden sein: über eine Standleitung oder das Internet.

Verbindung zum Server über eine Standleitung

Eine Standleitung verbindet zwei Kommunikationspartner permanent, also 24 Stunden/7 Tage miteinander. Standleitungen werden in solchen Bereichen eingesetzt, die dauerhaft und zuverlässig mit dem weltweiten Datennetz verbunden sein müssen und dabei große Datenmengen übertragen. Das betrifft vor allem Unternehmen und eher selten Privatnutzer. Standleitungen selbst zu legen wäre zu teuer und bedarf komplizierter Genehmigungen. Daher lassen sich Leitungen von Telekommunikationsanbietern wie der Telekom anmieten. Schon aufgrund der hohen Kosten dieser

Standleitungen sind sie eher für Unternehmen attraktiv. Standleitungen bieten den großen Vorteil, dass das Zugriffsrisiko von außen gering ist. Standleitungen können Unternehmensstandorte verbinden, werden in Universitäten eingesetzt, um mehrere Gebäude auf dem Campus zu verbinden und auch Finanzinstitute nutzen Standleitungen, um ihre internen Systeme mit Rechenzentren zu verbinden. In allen Beispielen geht es darum, die Sicherheit für Datentransfers zu erhöhen. Sensible Daten passieren so nie das öffentliche Internet. Allerdings beschränken sich die Zugriffsmöglichkeiten auf Rechenzentren, Arbeitsplätze und die Verbindungspunkte des Netzanbieters.

Verbindung zum Server über das Internet

Ein Computer an Ort A kann auf Daten, die auf einem Server an Ort B liegen, zugreifen, ohne dass eine Standleitung eingerichtet ist. Dies ist möglich durch die Nutzung des Internet, was aber auch die Sicherheit des Datentransfers verringert, weil die Daten im weltweiten öffentlichen Netz kursieren. Eine Möglichkeit, die Sicherheit der Verbindung zum Server über das Internet zu erhöhen ist die VPN-Verbindung. VPN steht für virtuelles privates Kommunikationsnetz, es besteht keine reale private Verbindung zwischen Netzwerken, sondern es wird eine Verbindung über das Internet als Transportmedium hergestellt. Mitarbeiter eines Unternehmens können sich von Zuhause mit einer VPN-

Verbindung über das Internet mit dem Firmennetzwerk, dem durch VPN zugeordneten Netz, verbinden. Durch die Verschlüsselung der Verbindung wird die Sicherheit der Kommunikation zwischen zwei VPN-Partnern erhöht. Computer außerhalb dieses Netzwerks können die Kommunikation nicht mehr verändern oder mitlesen. Die VPN-Verbindung ist wie ein Schutzmantel für die Übertragung bzw. den Abruf von Daten über das Internet.

Verbindung der Arztpraxen und psychotherapeutischen Praxen mit dem zentralen Gesundheitsserver

Die Praxen von Ärzten und Psychotherapeuten müssen mit Technik ausgestattet werden, die eine Verbindung zum zentralen Gesundheitsserver ermöglicht. Der Computer in einer Praxis wird an einen Konnektor angeschlossen. Dieser übernimmt dic gleiche Aufgabe wie ein Router (z.B. eine Fritzbox™). Um für den Gebrauch zugelassen zu werden, werden die Konnektoren mehreren Prüfverfahren unterzogen und müssen den Sicherheitsanforderungen des Bundesamt für Sicherheit in der Informationstechnik (BSI) standhalten. Dieser Konnektor stellt eine Internetverbindung her und schließt so die Praxissysteme in die Telematik-Infrastruktur ein. Zusätzlich braucht die Praxis ein Kartenlesegerät, welches ebenso an den Konnektor angeschlossen wird. In das Kartenlesegerät werden die Karte des Patienten und die des Arztes (der sogenannte „elektronische Heilberufsausweis") eingesteckt. Damit identifiziert sich der Arzt als berechtigter Nutzer der Daten. Nun kann er die auf dem Server gespeicherten Patientendaten abrufen.

Die GEMATIK GmbH ist der Betreiber des zentralen Gesundheitsservers. Der Datentransfer zwischen diesem und den Praxen läuft über eine verschlüsselte VPN-Verbindung. Auch wenn die Sicherheit der Verbindung überprüft wird, gibt es keine Garantie für die Beständigkeit der Verbindung. Sollte die Verbindung über das Internet zum GEMATIK Server einmal nicht zustande kommen, kann die Info z.B. über den Versicherungsstatus des Patienten nicht ausgegeben werden. Auch ein Fehler im Praxisrechner oder dem Server der GEMATIK könnte bewirken, dass die Meldung kommt, der Patient sei nicht versichert. Streng genommen darf bzw. muss der Patient dann nur behandelt werden, wenn es sich um einen eindeutigen Notfall handelt. Unklar bleibt, wie Praxen und Ärzte mit dieser Situation umgehen sollen. Für den Patienten kann die Nicht-Behandlung schwerwiegende Folgen haben.

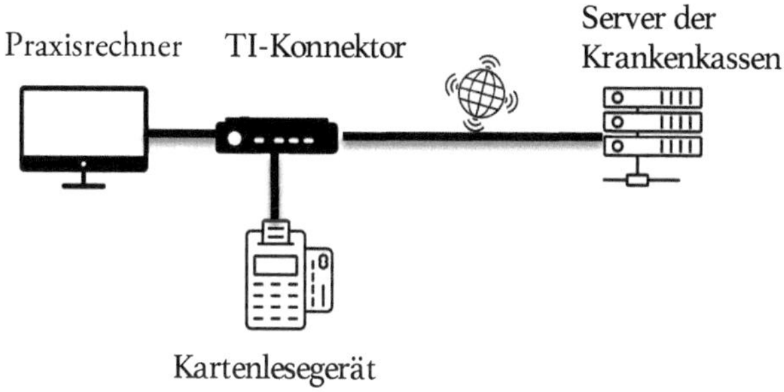

Im Schaubild (oben) ist die Verbindung eines Praxisrechners mit dem Server der GEMATIK GmbH dargestellt. Neben den Praxen haben auch Krankenhäuser und Apotheken diese Verbindung. Das heißt, es ergibt sich ein riesiges Netzwerk von externen Rechnern zum zentralen GEMATIK Server, die sogenannte Telematik-Infrastruktur (TI).

Wenn die Funktion der Telematik im Gesundheitswesen beschrieben wird, ist oft die Rede von Datenautobahnen. Die Idee der Telematik ist ein schneller und reibungsloser Austausch von Daten. Allerdings trügt diese Vorstellung. Wird ein zentraler Krankenkassenrechner gehackt, erbeuten die Hacker viele Daten. Wenn ein Praxisrechner, der nicht in der TI angeschlossen ist, gehackt wird, sind „nur" die Gesundheitsdaten der Patienten gefährdet, die diese Praxis aufsuchen. Das

Hacken eines Praxisrechners, der an die TI angeschlossen ist, kann durch die Verbindung zum GEMATIK Server, bedeutet ein Zugriff auf alle Praxisrechner im System.

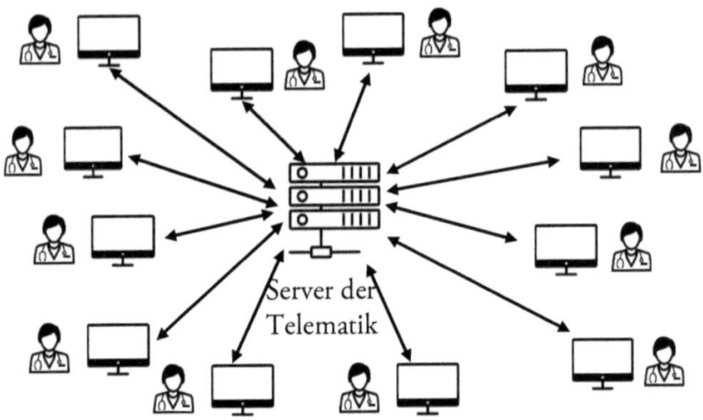

Wer kann auf die Daten zugreifen?

Auf die sensiblen Patientendaten sollen nur solche Personen zugreifen können, die eine Genehmigung dazu haben. Diese Personen sind Ärzte, Psychotherapeuten, klar definiertes Klinik-Fachpersonal und Apotheker. Ihre Berechtigung weisen sie mit dem sogenannten „elektronischen Heilberufsausweis" nach. Diese Zugangskarte identifiziert die jeweilige Person als berechtigten Nutzer der Daten. Natürlich gibt es auch Personen ohne den „elektronischen Heilberufsausweis", die z.B. ein rein kommerzielles Interesse an den Patientendaten haben. Wie groß die Gefahr des unberechtigten „Abschöpfens" dieser Daten z.B. durch Hacker ist, hängt auch von der Art der Datenübertragung ab.

Arten der Datenübertragung

Für die elektronische Datenübermittlung kommen entweder kabelgebundene oder Funkverbindungen in Frage. So erfolgt die weltweite Datenkommunikation im Internet hauptsächlich über Kabel (Glasfaser- und Kupferkabel), zu einem geringeren Anteil auch über Richtfunkstrecken und Satelliten. Im Nah- bzw. Heimbereich ist die Funkübertragung für das Internet via UMTS/LTE, WLAN und Bluetooth immer häufiger anzutreffen. Die Datenübertragung per Funk ist zwar hinsichtlich Anschaffungs- und Instandhaltungskosten preiswerter als die kabelgebundene Übermittlung. Der Nachteil ist jedoch, dass sie leichter abgehört und im Außeneinsatz z.B. durch atmosphärische Einflüsse leicht gestört werden kann, so dass Daten verloren gehen. Das Kabelnetz für den Internet-Einsatz ist robuster gegenüber Störungen und Datenpiraterie. Dennoch besteht auch bei hochwertigen Schutz- und Abwehrmaßnahmen das fortwährende Risiko von erfolgreichen Hackerangriffen, wie immer wieder spektakuläre Fälle von Datenraub beweisen. Solche „Internet-Einbrüche" bleiben zuweilen auch unentdeckt, da der Datentransport über wechselnde Übertragungsserver erfolgen und daher oft nicht kontrolliert werden kann.

Konzeptuell kann man die öffentliche und die nicht-öffentliche Datenübertragung unterscheiden. Die nicht-öffentliche Datenübertragung stellt eine direkte Verbindung zwischen zwei oder mehr Kommunikationspartnern dar. Das Ziel ist, dass nur ausgewählte Personen die Daten kennen. Bei der öffentlichen Datenübertragung sind die Daten für jeden zugänglich, sie sind offen für alle. Je nachdem welche Daten übertragen werden und wer sie empfangen soll oder darf, wird eine der beiden Optionen ausgewählt.

Nicht öffentliche Datenübertragung

Bei dieser Art der Datenübertragung sind Außenstehende ausgeschlossen, d.h. Mithören, Mitlesen oder Entschlüsseln ist nicht oder nur sehr schwer möglich.

Der Unterschied zur öffentlichen Übermittlung ist leicht verständlich, wenn wir uns das Gespräch eines Paares auf dem Balkon eines Wohnhauses oder im Schlafzimmer vorstellen. Im letzteren Fall möchte das Paar nicht, dass andere an der Kommunikation teilhaben, während es im ersten Fall das „Ab- bzw. Mithören" durch andere in Kauf nimmt. Hier wird eine weitere psychodynamisch bedeutsame Problematik deutlich, auf die wir später noch näher eingehen werden. Und es gibt natürlich auch Daten, die nur bestimmte Personen erfahren sollen. Eine weitere Kategorie sind Daten, die uns schaden können. Auch dazu später mehr.

Die einfachste Art der nicht öffentlichen Datenübermittlung erfolgt über Kabel. Solche Verbindungen gibt es in der Telematik noch häufig. Zum Beispiel innerhalb eines Krankenhauses, ja sogar innerhalb einer Arztpraxis. Daten werden hier über ein internes Netzwerk und Netzwerkkabel übertragen. Möglich ist es auch, die Daten über eine Telefonleitung oder über das hausinterne Stromnetz (Powerline) zu senden.

Vorteile der Datenübertragung per Kabel:

Sie gewährt eine relativ hohe Abhörsicherheit, da technische Geräte benötigt werden, um die Daten anzuzapfen. Die Datenverbindungen sind weniger anfällig gegen Störungen von außen. „Funkunterbrechungen" oder Störungen durch das Wetter oder andere wie z.B. Frequenzüberlagerungen bei Funkverbindungen gibt es nicht. Darüber hinaus sind sehr schnelle Datenübertragungen möglich, die bei Funkverbindungen nicht eingehalten werden können. Laufende Verbindungskosten fallen in der Regel nicht an, einmal installiert läuft das

Netz, bis es von der Technologie oder der Alterung überholt wird.

Nachteile:

Die Installation, Instandhaltung der Kabelanlagen sowie die Anpassung an neue Technologien verursachen hohe Kosten. So müssen z.B. Netzwerkkabel spätestens alle zehn Jahre ausgetauscht werden, um neuen Normen Stand zu halten. Bei Raumveränderungen oder Erweiterungen müssen oft das ganze Kabelkonzept geändert und die Leitungen erneuert werden. Spätestens beim Zusammenschluss mehrerer regionaler Krankenhäuser muss das bestehende Kabelkonzept grundlegend erneuert werden.

Öffentliche Datenübertragung

In Analogie zum oben genannten Gespräch auf dem Balkon oder im Café ist hier jede Übertragungsform gemeint, die nicht dem hermetisch abgeschlossenen Schutz bei der Übermittlung von Daten, Informationen und Nachrichten zwischen Sender und Empfänger unterliegt. Vielmehr gehen sie über ein Netzwerk, das nicht unmittelbar zwischen Sender und Empfänger besteht. Oftmals sind Dritte als Übermittler zwischengeschaltet (z.B. Briefverteiler im Postamt oder der Briefzusteller) oder haben leichten Zugang zu den Daten bzw. Botschaften (z.B. bei Telefonaten, Faxen oder unverschlüsselten Emails).

Zusammenfassung:

- Telematik ist im Gesundheitswesen der elektronische Übertragungsweg von Daten über das Internet, auch von einer Arztpraxis zum zentralen Gesundheitsserver.
- Telemetrie bedeutet wörtlich übersetzt „Fernmessung" und bedient sich der Telematik.
- Telematik wird auch in vielen anderen Bereichen, z.B. in Kraftfahrzeugen oder im Rettungsdienst eingesetzt.

Anwendung der Telematik in sensiblen Bereichen

Wir wollen uns in diesem Text hauptsächlich mit den Anwendungsbereichen befassen, die Risiken für den Anwender mit sich bringen. Dabei werden wir feststellen, dass sich die Telematik immer weiter ausbreitet. Die Ausweitung der Telematik und die Tragweite der Datenerhebung und ihre intransparente Nutzung betreffen immer mehr Bevölkerungsgruppen. Das sind u.a. die Anwendungen im Auto und im Gesundheitswesen. Mit der Anwendung im KFZ werden wir uns aber nur am Rande befassen.

Exkurs: Telematik in Kraftfahrzeugen

Für die Telematik hat die Autoindustrie in ihren Fahrzeugen schon zahlreiche recht sinnvolle Anwendungen realisiert, so z.B. einen Unfallsensor, der beim Auslösen des Airbags automatisch die Notruf-Funktion auslöst. Dazu ist es notwendig, dass permanent Daten gesammelt und gespeichert werden, also z.B. wohin das Auto sich fortbewegt, wo es parkt, wie schnell es fährt. Neben dem Aspekt der Sicherheit für Fahrer und Fahrzeug können allerdings auch Bewegungsprofile erstellt werden. Es kann damit das Einkaufsverhalten analysiert werden oder wenn ein Autobesitzer eine andere Werkstatt aufsucht, um beim Ölwechsel Geld zu sparen. Auch im Innenraum können Daten gesammelt werden, so zum Beispiel bei einem vom Fahrer elektronisch verstellbaren Autositz, so dass sich anhand von Sitzeinstellungen und Sitzposition personengebundene Profile erstellen lassen, aus denen ersichtlich ist, ob gerade eine Frau oder ein Mann fährt etc.

Bisher greift nur die Automobilindustrie auf die Daten zu. Würde es jedoch eine entsprechende Gesetzesänderung geben, wäre auch ein staatlicher Zugriff auf die gesammelten Daten möglich.

Telematik im Gesundheitswesen

In diesem Kapitel befassen wir uns mit drei Bereichen, in denen die Telematik zum Einsatz kommt:

- im Rettungsdienst
- in Krankenhäusern
- im ambulanten Bereich (Arztpraxen, Zahnarztpraxen, Praxen von Psychotherapeuten)

Telematik im Rettungsdienst

Schon seit den 70er Jahren wird die Telematik zur Ortung bei der Seenotrettung eingesetzt[51]. In den letzten Jahren geschieht dies auch immer häufiger bei der Landrettung. Dabei werden verschiedene Einsatzzentra-

[51] https://www.rettungsdienst.de/magazin/tipps-wissen/digitalisierung-im-rettungsdienst-telemedizin-46180

len zu sogenannten „Integrierten Leitstellen" zusammengeschlossen. Dadurch, dass ein On-Board-Computer in die Ausstattung des Rettungswagens integriert wird, lässt sich in diesen Leitstellen die genaue Position aller Rettungsfahrzeuge darstellen. Das bietet die Möglichkeit, dass der nächstgelegene freie Rettungswagen zu dem aktuellen Ort des Notfalls geschickt und navigiert werden[52]. Es gibt auch immer mehr Projekte, bei denen Rettungswagen mit Kameras, Mobilfunk- und Übertragungsgeräten und/oder Tablets ausgestattet werden, um eine direkte Kommunikation vom Unfallort zum zuständigen Krankenhaus herzustellen. Dabei werden neben Daten wie Name und Alter des Patienten, beispielsweise auch Vitalparameter, Vorerkrankungen und Medikation via Funk an das Krankenhaus übermittelt. Es laufen zudem erste Versuche, die Einsatzdaten vollständig papierlos zu erfassen und somit auch alle für die Abrechnung relevanten Daten digital zu verwalten. Vielversprechend sind Projekte bei denen Fach- oder Notärzte über Videotechnik mit einem Rettungssanitäter verbunden sind und diesen unterstützen ohne selber direkt am Unfallort zu sein[53].

---

[52]http://www.protelematik.de/pdf/DATCOM_Flyer_Rettungsdienst_Druckformat_4s.pdf

[53] https://www.rettungsdienst.de/magazin/tipps-wissen/digitalisierung-im-rettungsdienst-telemedizin-46180

Telematik in Krankenhäusern

Telematik-Anwendungen in Kliniken bestehen schon seit langer Zeit. Hierbei werden beispielsweise die Untersuchungsergebnisse einer Abteilung an einen Zentralrechner geleitet und dort gespeichert. Einer der Autoren (Dieter Adler) hat selbst an der Entwicklung eines frühen Vorläufers in einer Klinik mitgearbeitet. Damals handelte es sich um radio-szintigrafische Untersuchungsergebnisse, die an einen Rechner mit einem (frühen) Expertensystem weitergeleitet wurden. Der Rechner teilte dem Stationsarzt nicht nur die Untersuchungsergebnisse mit, sondern schlug auch Diagnosen und Behandlungsstrategien vor. Was damals bahnbrechend war, ist heute Standard in Krankenhäusern. Von dem Zentralrechner einer Klinik aus können die Daten auch von anderen Abteilungen abgerufen werden. Da sich mittlerweile einzelne Kliniken zu Klinikverbünden zusammengeschlossen haben, ist der Datenaustausch auch „außer Haus" notwendig - also zwischen den einzelnen Fachkrankenhäusern.

Was sind Expertensysteme

Expertensysteme sind Computer gestützte Programme, die helfen sollen, Entscheidungen zu treffen. So kann die Rechtschreibprüfung in einem Textverarbeitungssystem bereits als ein solches angesehen werden, wenn falsch geschriebene Wörter markiert oder Vorschläge gemacht werden, wie das Wort richtig geschrieben werden sollte. Im Smartphone kennt jeder ebenfalls ein Expertensystem: Schon nach wenigen Buchstaben werden mögliche Wörter, die passen könnten, vorgeschlagen. Dabei ist allerdings niemand gezwungen, sich dem „Willen des Systems" zu unterwerfen. Ausnahmen bilden spezielle Expertensysteme in Risikobereichen, zum Beispiel das sogenannte Traffic-Collision-Avoidance-System (TCAS), das Flugzeugführern exakt vorschreibt, was sie zu tun haben, wenn sie sich auf Kollisionskurs mit einem anderen Flugzeug befinden. Denn die beiden aufeinander zu fliegenden Flugzeuge sind quasi auch mit einer Telematik – hier über Funk – verbunden und tauschen sich aus, wer in welche Richtung ausweichen soll.

Expertensysteme begegnen uns überall im Alltag und helfen uns dabei, komplexe Probleme zu lösen. Ein Expertensystem speichert Daten über ein spezielles Gebiet und ist in der Lage, daraus Schlussfolgerungen zu ziehen. Wenn wir das System in Anspruch nehmen, leitet es Handlungsempfehlungen ab und bietet Lösungen für ein Problem. Die Funktionsweise eines Expertensystems ist eine Form der künstlichen Intelligenz (KI). Beispiele für besonders leistungsfähige Expertensysteme finden wir in der Luftfahrttechnik. In Flugzeugen meldet ein Warnsystem den Ausfall bestimmter Komponenten und schlägt gleichzeitig Handlungsanweisungen vor. Das System unterstützt den Piloten bei seiner Arbeit, indem es aus Erfahrungswerten, hier aus gespeicherten Daten, Schlussfolgerungen zieht.

Auch ein Navigationssystem im Auto ist ein Expertensystem. Je nach Einstellung, z.B. dem Befehl, die kürzeste oder schnellste Strecke zu wählen, ermittelt das System den besten Weg für die Anforderung des Nutzers. Die Daten dafür sind im Navigationssystem gespeichert und daraus werden Schlussfolgerungen gezogen und Handlungsanweisungen gegeben. Dazu kommt, dass die Navigationssysteme zusätzlich mit aktuellen Verkehrsdaten wie Staumeldungen versorgt werden und diese für den Nutzer direkt weiter verarbeitet.

Expertensysteme dienen dazu, die subjektive Beanspruchung abzubauen und die Flut an Informationen zu verringern bzw. die Überflutung zu verhindern. Eine Überflutung durch zu viele Informationen kann eine Person in ihrer Entscheidung lähmen. Ein Pilot, der bei Gefahr eine große Menge von Informationen über ausgefallene Triebwerke oder wichtige Funktionen bekommt, ist hoch beansprucht und eine Lähmung wäre fatal. Das Expertensystem unterstützt ihn dann dabei, die richtige Entscheidung zu treffen

Medizinische Expertensysteme können wiederum dem Arzt helfen, komplexe Probleme bei der Diagnostik und Behandlung zu lösen. Durch Eingabe der individuellen Anamnese, Symptome und Laborbefunde des Patienten, kann das System diese Informationen verknüpfen, auf eine Wissensbasis zurückgreifen und den Behandler bei der Entscheidungsfindung unterstützen.

Telematik in der ambulanten Medizin

Die Anwendung der Telematik im Gesundheitswesen hat viele Ziele, zum Beispiel die Übermittlung medizinischer Daten wie radiologische Bilder im Rahmen von Erst- oder Zweitbefunden oder die aktuellen Blutwerte eines Patienten. Die Telematik ermöglicht auch die Bearbeitung elektronischer Patienten- oder Fallakten. Ergebnisse eines Allergietests oder die Verschreibung eines Medikaments können dokumentiert werden. Insgesamt sollen durch die Telematik Ärzte, Psychotherapeuten, Zahnärzte, Krankenhäuser und andere Akteure des Gesundheitswesens digital miteinander vernetzt werden und dadurch der Austausch zwischen ihnen erheblich erleichtert werden[54].

---

[54] https://www.psyprax.de/telematik-infrastruktur/neuigkeiten-und-aktueller-stand-04-05-2018/

Vorteile der Anwendung von Telematik

Im Auto

Bei einem schweren Unfall kann der Fahrer so verletzt sein, dass er nicht mehr selbständig handeln kann. Im Zweifel ist er ohnmächtig. Das Auslösen eines Airbags löst über die Telematik gleichzeitig einen Alarm bei der nächstgelegenen Notrufzentrale aus. Diese verbindet sich dann mit dem Unfallfahrzeug, versucht den Fahrer anzusprechen. Kann er nicht mehr reagieren, werden Rettungskräfte alarmiert. So können in manchen Fällen sogar Leben gerettet werden. Der Standort wird über GPS-Koordinaten ermittelt und via Telematik mitgeteilt. Aber auch in harmloseren Situationen, z.B. bei einer Panne kann der Fahrer direkt den ADAC oder den KFZ-Hersteller per Knopfdruck anrufen.

Im Rettungsdienst

Die integrierten Ortungs- und Navigationsgeräte in Rettungswagen können dazu beitragen, dass die Einsätze besser koordiniert und Wege optimiert werden. So lässt sich Zeit einsparen, die die Rettungskräfte für die Fahrt zum Unfallort brauchen. Die direkte Übermittlung von Daten über den aktuellen Gesundheitszustand des Patienten während des Transports zum Krankenhaus sorgt zudem dafür, dass der zeitliche und organisatorische Ablauf im Krankenhaus verbessert wird. Dadurch, dass das Fachpersonal vor Ort bereits weiß, in welcher Verfassung sich der Patient befindet, kann dieser schneller und adäquater versorgt werden. Eine Live-Schaltung von Ärzten zum Unfallort eröffnet in vielen Fällen die Möglichkeit, dass diese nicht grundsätzlich vor Ort mit dabei sein müssen. So kann auch dem Problem des Ärzte-Mangels in einigen Regionen Deutschlands entgegengewirkt werden.

Im Krankenhaus

Der Austausch von Daten auf elektronischem Wege spart innerhalb einzelner Abteilungen Zeit und vermeidet „Reibungsverluste". Hinzu kommt, dass eine Papierakte nur einmal weitergegeben werden kann, während die elektronische Akte von beliebig vielen Abteilungen gleichzeitig eingesehen werden kann. Chirurg, Anästhesist und die OP-Pfleger können sich gleichzeitig auf eine Operation vorbereiten. Jeder kann sich die Seiten ansehen, die für ihn wichtig sind. Zudem kann die Akte nicht verloren gehen und muss nicht aufwändig gesucht werden. Vorteile sind außerdem schneller Datenaustausch und die Kombination mit Expertensystemen zur Entscheidungsfindung.

In der ambulanten Medizin

Die Betrachtung der Vorteile in ambulanten Praxen erfordert die Trennung in drei Bereiche: Arzt- bzw. Facharztpraxen, Zahnarztpraxen und psychotherapeutische Praxen. Dies ist notwendig, weil diese Bereiche unterschiedlich arbeiten und unterschiedliche „Austauschbedürfnisse" mit anderen Praxen, Krankenhäusern oder Behandlern haben.

Bei Allgemeinärzten und Fachärzten ist erfahrungsgemäß der Austausch von Untersuchungsergebnissen, Befunden und Operationsberichten anderer Behandler sehr hoch. Zahnärzte dürften den geringsten Bedarf haben. Meist suchen Patienten Jahre oder Jahrzehnte den gleichen Zahnarzt auf. Klinikbefunde sind vermutlich nur bei Operationen in der Zahnklinik erforderlich. Etwas größer als bei Zahnärzten ist der Austausch bei Psychotherapeuten. Hier werden häufig Klinikberichte oder sonstige ärztliche Befunde (z.B. bei der ärztlichen Mitbehandlung von anorektischen Patienten) notwendig.

Neben der Häufigkeit des Austausches sind noch weitere Variablen zu betrachten. So ist die Unabdingbarkeit von Fremduntersuchungsbefunden ein wichtiger Faktor. Der Urologe muss bei einer akuten Blasenentzündung unbedingt z.B. über eine Antibiotika-Allergie Bescheid wissen. Hat der Patient vergessen, gegen welches Mittel er allergisch ist, braucht der Arzt die Information des Kollegen. Man könnte auch sagen „Unverzichtbarkeit". Dagegen sind gewisse andere Informationen verzichtbar wie z.B. die Dioptrienwerte der Brille des besagten Patienten.

Neben der Austauschhäufigkeit und der Unabdingbarkeit ist die Dringlichkeit der dritte Faktor. Nicht alle notwendigen, also unverzichtbaren Untersuchungsergebnisse müssen schnell oder sofort beschafft werden. Der Psychotherapeut braucht den Klinikbericht der psychosomatischen Rehabilitationsmaßnahme für seine Arbeit. Aber er braucht ihn nicht unmittelbar. Er kann die Therapie schon beginnen, wenn er den Bericht noch nicht hat. Anders der Psychiater oder der Hausarzt. Diese müssen etwas über die Medikation und die Behandlungsstrategie der Klinikärzte wissen. Soll ein Medikament schrittweise erhöht oder verringert werden. Oder nur einige Wochen gegeben werden? Diese Informationen sind unabdingbar und müssen schnellstmöglich besorgt werden, damit eine unterbrechungsfreie Weiterbehandlung möglich ist. Der Psychotherapeut kann auch mit den Gesprächen beginnen, wenn er noch nicht weiß, über welche Themen die Kollegen in der Klinik mit dem Patienten gesprochen haben.

Halten wir folgendes fest:

- **Hausärzte und Fachärzte** haben in der Regel einen **hohen Austauschbedarf**, häufig sind die Informationen unabdingbar. Und **oft dringlich**.

- **Zahnärzte** haben einen **geringen Austauschbedarf**. Dieser ist in der Regel nicht unabdingbar und auch nicht dringlich.

- **Psychotherapeuten** haben **einen eher geringen Austauschbedarf**. Dieser ist manchmal unabdingbar, aber **in der Regel nicht dringlich**.

Natürlich sind auch andere Szenarien bei Zahnärzten und Psychotherapeuten denkbar. Wir gehen aber von der „üblichen" Behandlungssituation aus.

Telematik in der Arztpraxis

Für die Arztpraxis stellt die Telematik viele Vorteile dar. Der hohe Austauschbedarf von Patientendaten, welcher häufig unabdingbar und dringlich ist, lässt sich durch die Telematik positiv beeinflussen. Der Patient kann keine Daten oder Unterlagen mehr vergessen oder verlieren, da diese auf der Gesundheitskarte gespeichert sind. Der Patient kann zusätzlich Daten wie regelmäßige Puls oder Blutdruckmessungen oder die Aufzeichnung eines Langzeit-EKGs auf der Karte speichern und so wichtige Informationen für den Behandler bereitstellen. Der Arzt hat dadurch weniger Arbeit und spart Zeit. Wichtige Ergebnisse können schneller ausgetauscht werden, da sie unmittelbar in der Patientenakte gespeichert werden und sich beim Arzt direkt wieder abrufen lassen.

Die Telematik in der Arztpraxis könnte auch über eine App mit dem Smartphone des Patienten verbunden werden und Auskunft über die Wartezeit bis zur Vorstellung beim Arzt geben. Oft wird der Patient nach der Anmeldung in der Praxis für unbestimmte Zeit ins Wartezimmer geschickt und muss dort die Zeit absitzen. Alternativ könnte er eine Runde spazieren gehen oder in der Innenstadt Besorgungen erledigen und so die Zeit effektiv nutzen, bis die App Alarm gibt und er den Rückweg zur Praxis antritt.

Daten, die über die Telematik erfasst und gespeichert werden, könnten in Expertensysteme eingebunden werden. Auch das erspart dem Behandler Zeit und hilft ihm, die erfassten Daten von verschiedenen Ärzten in Bezug zu setzen und wichtige Erkenntnisse daraus zu ziehen

Telematik beim Zahnarzt

Ob die Telematik für Zahnärzte Vorteile bietet, ist fraglich. Wie bereits beschrieben, haben Zahnärzte den geringsten Austauschbedarf, außer bei Röntgenbildern, die mit dem Kieferorthopäden ausgetauscht werden. Im Falle einer anstehenden Zahn-Operation oder einer

Zahnspange ist der Austausch zwar unabdingbar, aber in den meisten Fällen nicht dringlich.

Telematik in der psychotherapeutischen Praxis

Für Psychotherapeuten ist der Erhalt von Klinikberichten und Befunden von mitbehandelnden Hausärzten und Fachärzten wichtig, um sich ein vollständiges Bild der Krankheit und weiteren Einflussfaktoren zu machen. Vorbefunde geben einen Eindruck vom Verlauf der Krankheit und die Befunde somatischer Untersuchungen sind für die Diagnosestellung manchmal unabdingbar. Der Austausch mit dem behandelnden Psychiater ist besonders wichtig, um Wechselwirkungen von Medikament und Psychotherapie abzustimmen. In manchen Fällen ist eine Psychotherapie nicht ohne Medikation möglich und in anderen Fällen verhindert oder erschwert die Wirkung von Medikamenten den Therapieerfolg.

Der Nutzen der elektronischen Gesundheitsakte und der Telematik für Patienten

Natürlich ist ein Nutzen, wenn Patienten ihre Arztbriefe, Befundbescheide, Krankenhausentlassungsbriefe oder Röntgenbilder nicht mehr aufwändig lagern, suchen und mit zum Arztbesuch schleppen müssten. Doch in Deutschland ist man sensibel in punkto Datenschutz. Und noch etwas. Trotz einer zunehmenden Digitalisierung vieler Wirtschaftsbereiche, lehnen ein Drittel aller

Deutschen Ferndiagnosen ab und wollen keine digitalen Services beim Arzt haben. Das hat die Statistikplattform Statista.com ermittelt. Nur jede fünfte würde die Telesprechstunde nutzen. Digitale Terminabsprachen wünschen sich nur die Hälfte aller Befragten.[55]

Die (unendliche) Geschichte der Telematik

Von Rudolph Bauer

Ab 1. Juli 2019 müssen niedergelassene Ärzte und Psychotherapeuten ihre Praxen mit neuer Hardware für die so genannte Telematik-Infrastruktur (TI) ausgestattet haben. Auch Krankenhäuser und Rehabilitationszentren sind von der Umstellung betroffen.

Die Umstellung auf TI kostet Milliarden. In einer 2009 ausgestrahlten TV-Sendung von „Monitor" wurde der Gesamtaufwand für die Digitalisierung mit 14,1 Mrd. Euro beziffert – eine riesige Kostenlawine, die auf die Krankenversicherungen zukommt. Die Ausgaben werden mit Sicherheit noch weiter steigen, wie das bei Projekten der öffentlichen Hand üblich ist, und in der Folgezeit den Beitragszahlenden aufgebürdet. Den Hardware-Betreibern und Software-Firmen aber verspricht die Umstellung Extraprofite.

---

[55] https://de.statista.com/infografik/16205/nutzung-von-digitalen-services-von-aerzten-in-deutschland/

TI ist Kürzel und Oberbegriff für das Vorhaben, in einem einheitlichen Datennetz alle Akteure und Patienten des Systems der Krankenversorgung zu erfassen: also die Praxen, Krankenhäuser, Reha-Einrichtungen, Krankenkassen und Apotheken zu „vernetzen", wie es verharmlosend heißt. In Werbebroschüren ist von der „schnellen Datenautobahn im Gesundheitswesen" die Rede. Der ehemalige Bundesgesundheitsminister Hermann Gröhe schwärmte: „Eine sichere digitale Infrastruktur verbessert die Gesundheitsversorgung und stärkt die Selbstbestimmung der Patienten." Und der jetzige Minister Jens Spahn will das zähe Projekt nunmehr mit aller Macht zu Ende bringen.

Von Ulla Schmid bis Jens Spahn

Die Vorgeschichte auf Seiten der Legislative geht zurück auf das vom Bundesgesundheitsministerium unter Ulla Schmid (SPD) eingebrachte Gesetz zur Modernisierung der gesetzlichen Krankenversicherung in § 291a SGB V vom 14. November 2003. Der Gesetzgeber schrieb die Einführung der elektronischen Gesundheitskarte (eGK) zum 1. Januar 2006 vor. Die fristgerechte Umsetzung zum 1. Januar 2006 scheiterte, u. a. aufgrund von Abstimmungsproblemen unter den beteiligten Institutionen der Gesundheitsbranche einerseits sowie zwischen diesen und den Interessen der Unternehmen im Bereich der Informationstechnologie.

Im Zuge einer Neuordnung durch das Bundesministerium für Gesundheit (BMG) – immer noch unter Leitung der SPD-Ministerin – erließ dieses deshalb am 5. Oktober 2006 mit Wirkung zum 12. Oktober 2006 eine Neufassung der Verordnung über Testmaßnahmen für die Einführung der eGK (Elektronische Gesundheitskarten-Verordnung – GesKVO). Es verging fast ein Jahrzehnt des Testens, bis 2015 ein weiteres Gesetz folgte: das E-Health-Gesetz. Die Begründung des Gesundheitsministers Gröhe lautete: „Viel zu lange wurde schon gestritten. ... Deshalb machen wir Tempo durch klare gesetzliche Vorgaben, Fristen und Anreize, aber auch Sanktionen, wenn blockiert wird". Am 27. Mai 2015 verabschiedete das Bundeskabinett den „Gesetzentwurf für sichere digitale Kommunikation und Anwendung im Gesundheitswesen". Beschlossen wurde das mit Druckmitteln ausgestattete E-Health-Gesetz am 4. Dezember 2015 im Bundestag von den Abgeordneten der Großen Koalition CDU/CSU/SPD und der (eigentlich oppositionellen) Grünen – „wie immer bei solchen Themen zu später Stunde vor wenigen Abgeordneten" (Dr. Silke Lüder im Hamburger Ärzteblatt 07–08/2016).

Mammutorganisation ohne Patienten

Im Rahmen der institutionellen Vorgeschichte wurde im Januar 2005 die Gesellschaft für Telematikanwendungen der Gesundheitskarte mbH (Gematik) gegründet. Die Gematik gilt als eine Spitzenorganisation des bundesrepublikanischen Gesundheitswesens. In ihr sind zu gleichen Teilen einerseits die Kostenträger (Krankenkassen, private Krankenversicherungen) vertreten und andererseits die Organisationen der so genannten Leistungserbringer: Bundesärztekammer, Bundeszahnärztekammer, Deutscher Apothekerverband, Deutsche Krankenhausgesellschaft, Kassenärztliche Bundesvereinigung und Kassenzahnärztliche Bundesvereinigung.

„Vertreter der für die Wahrnehmung der Interessen der Patienten und der Selbsthilfe chronisch kranker und behinderter Menschen maßgeblichen Organisationen" gehören lediglich einem Beirat der Gematik an. In diesem Beirats-Organ sind neben den Patienten aber auch die Bundesländer präsent sowie „Vertreter der für die Wahrnehmung der Interessen der Industrie maßgeblichen Bundesverbände aus dem Bereich der Informationstechnologie", wie es in der Amtssprache heißt. Die Patientenvertretung im Beirat ist umzingelt von Bürokraten und den Wortführern verschiedenster Interessengruppen.

Von der Ausschreibung zur Testphase

Der technische Vorlauf für die Einführung der TI begann mit der Ausschreibung der Erprobungstests der eGK unter den FDP-Gesundheitsministern Philipp

Rösler (2009–2011) und Daniel Bahr (2011–2013). Ausschreibungsgewinner war 2013 die Bertelsmann-Tochter Arvato Systems. Arvato sollte die Rechenzentrumsleistungen für den Online-Text der eGK liefern und den kompletten Aufbau und Betrieb der TI übernehmen. Arvato Systems wirbt schon heute auf der Website des Bertelsmann Unternehmens wie folgt: „Sie wissen es vielleicht nicht, aber wir stehen hinter zahlreichen Produkten und Leistungen, die Sie nutzen – im Schnitt hat jeder Verbraucher in Deutschland achtmal täglich Kontakt mit uns." Das Arvato-Unternehmen der Bertelsmann-Gruppe war auch für das sektorenübergreifende Wide Area Network der Telemedizin zuständig, das ab 2014 in jeweils 500 Arztpraxen und Kliniken in den Testregionen Nordwest und Südost erprobt werden sollte.

Vorausgegangen war den 2006 beschlossenen Erprobungstests die Produktion von Heilberufsausweisen und Institutionskarten für die beiden Testregionen durch zwei Unternehmen. Beim einen, der Atos SE, handelte es sich um einen 1997 gegründeten, börsennotierten französischen Informationstechnologie-Dienstleister mit Hauptsitz in Bezons bei Paris. Das zweite Unternehmen war T-Systems International GmbH, eine Tochter der Deutschen Telekom AG mit Sitz in Frankfurt/Main.

T-Systems zog sich in der Testregion Südost allerdings nach kurzer Zeit aus der Verantwortung als Generalunternehmen zurück, begründet mit „technischen Problemen“. Eine Folge des Ausscheidens von T-Systems war, dass die zentrale Technikanwendung innerhalb eines bereits knapp bemessenen Zeitraums unter weniger Teilnehmern als geplant einem Härtetest unterzogen wurde.

Zuckerbrot und Peitsche

Zu den neuen Geräten, die ab 1. Juli 2017 in Arzt- und Therapeutenpraxen ebenso wie in Krankenhäuser installiert werden, gehören Kartenterminals und Konnektoren. Bei Letzteren handelt es sich um eine Art Router-Geräte, die Datenpakete zwischen den angeschlossenen Rechnern weiterleiten. Für die Anschaffung dieser Hardware erhalten Ärzte und Therapeuten „Zuckerbrot“ in Gestalt einer Vergütung. Diese beträgt je nach Anzahl der in der Praxis tätigen Ärzte zwischen 3 055 (für einen Arzt) und 3 925 Euro (für 7 und mehr Ärzte).

Allerdings kann die Vergütung in dieser Höhe nur dann beansprucht werden, wenn die erstmalige Nutzung des neuen Konnektors im 3. Quartal 2017 erfolgt, d. h. in der Zeit vom 1. Juli bis 30. September 2017. Damit ist ein materieller Anreiz für eine baldige Geräteanschaffung und -nutzung verbunden. Nach dem

30. September 2017 sinkt die Vergütungshöhe der Zuschüsse durch die Krankenversicherungen ständig. Ärzte und Psychotherapeuten, die bis zu diesem Zeitpunkt die Patientendaten nicht online übermitteln, werden ab dem 1.1.2019 sanktioniert. Ihnen wird das Honorar in regelmäßigen Abständen um 1 Prozent gekürzt – die „Peitsche".

Kostenentwicklung

Basil Wegener von der Deutschen Presseagentur schrieb am 18. Juni 2014, das mit der EGK gestartete TI-Projekt drohe zu einem „Milliardengrab" zu werden. Je jünger die Prognosen, desto höher die wachsenden Kosten. Im Jahre 2004 ging die damalige Gesundheitsministerin Ulla Schmidt davon aus, dass sich die Einführungskosten in einer Höhe von 700 Mio. bis einer Milliarde Euro bewegen würden. Schon wenige Wochen später veranschlagten Ärztevertreter und Krankenkassen 1,6 Mrd. Euro.

Eine vom Chaos Computer Club geleakte[56] Kosten-Nutzen-Analyse im Auftrag der Gematik deutete 2006 eine massive Kostenexplosion an. Eine Studie von 2009 veranschlagte die Kosten auf 2,8 bis 6,4 Mrd. Euro für einen Zeitraum von fünf Jahren. Nach einer Recherche

[56] leaken: Anglizismus für eine geheime Information, die durchsickert oder bekannt gemacht wird

des Magazins „Monitor" im Juli 2009 wurde damit gerechnet, dass die Gesamtkosten sogar auf 14,1 Mrd. Euro anwachsen.

Datenschutz und Datensicherheit

Seit Jahren (und nach wie vor auch heute) bestehen datenschutzrechtliche Bedenken. Diese beziehen sich auf die Sicherheit der Übermittlung und Speicherung von personenbezogenen Daten durch die Server der Telematik-Infrastruktur. Auf dem 120. Deutschen Ärztetag vom 23. bis 26. Mai 2017 in Freiburg im Breisgau wurde, nicht zum ersten Mal, vor den vielfachen Risiken gewarnt, die in einem System der total vernetzten Krankenversorgung – die Ärzte nennen es immer noch „Gesundheitswesen" – vorauszusehen sind. Es sei viel zu riskant, Patientendaten in der Cloud zu speichern. Cyberangriffe auf Kliniken und Praxen gefährdeten die Sicherheit der Patienten. Verwiesen wurde in diesem Zusammenhang auf den Kryptotrojaner[57] WannaCry, durch den zwei Wochen vor dem Ärztetag zahlreiche Krankenhäuser in England lahm gelegt wurden.

Bedrohlich ist vor allem die Vorstellung, dass kriminelle Einzeltäter oder Banden über den Zugang zu und den Missbrauch von Daten Informationen erlangen

[57] Kryptotrojaner: Schadprogramm, dass unerkannt Schlüssel zum Entschlüsseln von Daten auf fremden Rechnern stiehlt

können, die sie in betrügerischer oder erpresserischer Absicht zu Lasten der Patienten „versilbern". Neben der Gefahr des Zugriffs von externen Hackern auf die Patientendaten besteht Grund zur Sorge, dass die an der IT beteiligten Institutionen die für sie im Datennetz zugänglichen Informationen missbrauchen. Vertreter der gesetzlichen wie der privaten Kassen machen sich bereits ernsthaft Gedanken, wie mit den ihnen zugänglichen Daten relevante Erkenntnisse über die Versicherten – aber auch über die Ärzteschaft und das Gesundheitspersonal – gesammelt und ausgewertet werden können.

Die Serverarchitektur gestattet es den Kassen, mit minimalem Aufwand herauszufinden, wo z. B. bei den Behandlungskosten von Patienten eines bestimmten Krankheitsbildes Abweichungen nach oben festzustellen sind, um diese abzustellen. Mittels entsprechender Algorithmen lassen sich standardisierte Behandlungs- und Arzneiempfehlungen zur Kostensenkung generieren. Die künftigen Möglichkeiten und Dimensionen der Auswertung von Big-Data-Algorithmen sind noch kaum vorstellbar, aber nicht von der Hand zu weisen.

Ein Interesse am Zugang zu den entsprechenden Daten haben neben den Krankenkassen auch Großfirmen aus den Bereichen Labor, Pharma, Banken, Versicherungen, IT-Unternehmen, Lebensmittelindustrie und Tourismus. Die Verfügbarkeit von Daten über z. B.

eine Schwangerschaft, eine Krebserkrankung, einen Unfall, Flugangst, Depression oder Altersbeschwerden erlauben den Firmen eine entweder zielgruppengemäße oder individuell passgenaue Werbung für ihre Produkte bzw. die Entwicklung solcher Produkte.

Überwachung und Herrschaftsausübung

Der „gläserne Patient" und der „gläserne Arzt bzw. Psychotherapeut" werden im Verlauf der Digitalisierung zum ohnmächtigen Objekt einer gigantischen Überwachungsmaschinerie zur Ausübung von Herrschaft und zur politischen Unterdrückung. Das Komitee für Grundrechte und Demokratie warnte zu Recht, aber vergeblich vor der „Verwertung der Daten zum Zweck der Kontrolle des Verhaltens von Ärzten und Patienten.

Neben Krankenkassen und Großfirmen werden es sich auch die Geheimdienste nicht entgehen lassen, die zentralisierten Daten anzuzapfen. Das erklärt offensichtlich, warum die unterschiedlichen Bundesregierungen – die rot-grüne ebenso wie die christlich-liberale und die Große Koalition – seit Einführung der eGK das Projekt der Digitalisierung so hartnäckig weiterverfolgen.

Wir sehen uns einer neuen Stufe in der Entwicklung des monopolistischen Kapitalismus unter staatlicher Kontrolle gegenüber: Die Digitalisierung des Systems der Krankenversorgung ist das gemeinsame Interesse von Staat und Monopolen. Die Monopole ziehen daraus enorme Profite, und der Staat verspricht sich kontrollierbare und lenkbare Bürger. Es ist daher nicht nur eine Sache des Gesundheitswesens und seiner Zukunft, die am Beispiel der technischen Umstellung auf die Telematik-Infrastruktur verhandelt wird, sondern es betrifft die gesamte Gesellschaft und die Zukunft der Demokratie … soweit man gegenwärtig überhaupt noch davon sprechen kann.

Weitere Motive der Telematik

Immer mehr zeigt sich, dass es auch darum geht, großflächig Daten für die Forschung zu sammeln. Das heißt letztlich für die Gesundheitsindustrie, an Daten zu gelangen, die sonst nur schwer zu bekommen wären. Sowohl das Hasso-Plattner-Institut von SAP als auch der Digitalverband Bitkom sind große Unterstützer dieser Entwicklung.[58] [59]

Früher war es undenkbar, dass ein Arzt ohne das Einverständnis der Patienten deren Daten an Forschungseinrichtungen weitergibt. Nun könnte das gesamte Gesundheitssystem zum „Selbstbedienungsladen" für die Forschung und die Pharmaindustrie werden. Die Daten der Patienten sollen zwar anonymisiert werden, dennoch werden intime und sensible Daten ungefragt weitergegeben.

Natürlich ist medizinische Forschung wichtig und wir bezweifeln nicht, dass sie einen großen Beitrag für die effektivere Behandlung von Patienten leistet. Gleich-

---

[58] https://www.heise.de/newsticker/meldung/Gesundheitsminister-Gruenes-Licht-fuer-massenhaften-Online-Betrieb-der-Gesundheitskarte-3732295.html

[59] https://www.bitkom.org/Presse/Presseinformation/Bitkom-zur-Stellungnahme-Big-Data-und-Gesundheit-des-Deutschen-Ethikrats.html

zeitig geht es in der Pharma- und Medizinindustrie aber auch um Geld und Geschäfte. Zudem fragt man sich, wie man sicher sein kann, dass dann die Daten tatsächlich ausschließlich für die medizinische Forschung und nicht auch für kommerzielle Zwecke und ganz andere Arten von „Forschung" genutzt werden. Leider sind diese Bereiche nicht immer klar trennbar.

Besonders kritisch wird es, wenn sich die Betroffenen gar nicht darüber bewusst sind, dass ihre Daten zu diesem Zweck genutzt werden. Befürworter der Telematik sprechen beispielsweise davon, wie wichtig Big Data für die medizinische Forschung sei[60]. Sogenannte „Gesundheitsclouds" werden in den Himmel gelobt[61]. Häufig zeigt sich jedoch, dass - egal in welchem Bereich - die Leute überhaupt nicht wollen, dass so viele Daten über sie gesammelt werden. Sie lassen es oft lediglich zu, da sie gar nicht wissen, dass es passiert. Und so soll es ausgerechnet mit unseren Gesundheitsdaten, die zu den sensibelsten Daten überhaupt gehören, auch passieren. Und selbst, wenn sich Patienten dafür entscheiden, bestimmte Daten für die Forschung zur Verfügung zu stellen, sollte es auch bei diesen bleiben. In England

[60] https://www.tagesspiegel.de/wissen/digitale-medizin-therapie-mit-daten/20067364.html

[61] https://www.heise.de/newsticker/meldung/Gesundheitsminister-Gruenes-Licht-fuer-massenhaften-Online-Betrieb-der-Gesundheitskarte-3732295.html

hingegen, gab ein Krankenhaus Millionen von Patienten-Daten an die Google-Tochterfirma DeepMind weiter. Jedoch waren nicht, wie geplant, nur Daten über Nierenerkrankungen enthalten, sondern beispielsweise auch Daten über Abtreibungen und HIV-Erkrankungen[62].

Israel macht bereits vor, wie mit der exzessiven Sammlung und dem Verkauf von Patientendaten ein Millionen-Geschäft gemacht werden soll. Im Frühjahr 2018 investierte die Regierung in ein digitales Projekt im Gesundheitswesen. Dabei sollen die Gesundheitsdaten nahezu aller israelischen Versicherten in einer Cloud gesammelt werden und beispielweise Forschungseinrichtungen zum Verkauf angeboten werden)[63] [64]. Namen der Patienten werden zwar verschlüsselt weitergegeben, das Problem ist jedoch, dass diese Verschlüsselungen häufig rückgängig gemacht werden können.

In Österreich (dort gibt es die Telematik-Infrastruktur schon) will die Regierung ein Gesetz einführen, wonach auch Forschungseinrichtungen auf Da-

---

[62] https://www.heise.de/newsticker/meldung/Grossbritannien-Google-Tochter-DeepMind-darf-Millionen-Patientendaten-auswerten-3197137.html

[63] https://patientenrechte-datenschutz.de/2018/09/13/big-data-im-gesundheitswesen-kann-israel-ein-vorbild-sein-bertelsmann-sagt-ja/

[64] https://www.pharmazeutische-zeitung.de/2018-04/israel-regierung-will-gesundheitsdaten-aller-buerger/

ten der dortigen elektronischen Gesundheitskarte („Elga") zugreifen können. In einem Bericht der österreichischen Tageszeitung „Der Standard" kommentiert ein Datenschützer der Datenschutzorganisation Epicenter.works, wie fragwürdig diese Art von Weitergabe, sowie die vorgesehenen Maßnahmen zum Datenschutz sind:

„Direktor Thomas Lohinger warnt vor Missbrauch und erinnert daran, dass auch Cambridge Analytica, die Skandalfirma in der aktuellen Facebook-Affäre, als Forschungsprojekt auftrat. "Hochsensible Gesundheitsdaten für globale Marktforschungszwecke zu öffnen ist eine ganz schlechte Idee. Die Cambridge Analyticas dieser Welt können einzelne Personen leicht in den mangelhaft anonymisierten Daten wiederfinden"[...]".

Nach den von der österreichischen Regierung beschlossenen Datenschutz-Regelungen könnten sogar ausländische Spione die Daten durchschnüffeln, ohne dafür bestraft zu werden[65]. Als wäre das nicht genug, soll auch das Recht der Bürger beispielsweise auf Löschung von Daten gegenüber Forschungseinrichtungen einge-

[65] http://www.taz.de/!5501243/

schränkt werden[66]. Passend dazu berichtet der Tagesspiegel Berliner Hauptstadtkongress 2018:

„Einerseits gibt es keinen Zweifel, dass die Daten den Patienten gehören. Andererseits sind sie teilweise im solidarisch finanzierten Gesundheitssystem erhoben worden, so dass sie der Gemeinschaft zumindest in anonymisierter Form für die Forschung zur Verfügung stehen müssen"[67].

Müssen sie das? Unserer Meinung nach nicht.

Auch Bundesgesundheitsminister Jens Spahn fordert „Datenspenden" der deutschen Versicherten für die Forschung und spricht sich gegen „übertriebene Datenschutzanforderungen" aus. Es scheint also nur noch eine Frage der Zeit bis ähnlich Vorstöße wie in Österreich auch in Deutschland zu erwarten sind[68].

Wenn sich die Entwicklungen fortsetzen, wie sie in diesem und den vorausgegangenen Kapiteln beschrieben wurden, würde das Vertrauensverhältnis zwischen Be-

---

[66] https://derstandard.at/2000077710061/Regierung-will-Daten-der-Buerger-fuer-Forschung-freigeben

[67] https://www.tagesspiegel.de/wissen/berliner-hauptstadtkongress-2018-das-gesundheitssystem-auf-dem-smartphone/22661952.html

[68] https://www.heise.de/newsticker/meldung/ConHIT-2018-Jens-Spahn-setzt-auf-Datenspenden-fuer-die-Volksgesundheit-4026548.html

handler und Patienten extrem belastet. Der Patient kann nicht mehr darauf vertrauen, dass die Gespräche und Informationen zwischen ihm und seinem Arzt oder Therapeuten absolut vertraulich bleiben. Dies ist gerade in der Psychotherapie eine unabdingbare Basis für eine Therapie. Der groß angekündigte digitale Fortschritt wäre also in Wahrheit ein Rückschritt für die Behandlung.

Umsetzbarkeit der Telematik

Was bedeutet der Beschluss über die Einführung der Telematik-Infrastruktur für den Endverbraucher, für die Krankenkassen, für die Behandler? Eines ist klar: hohe Kosten! Auf der Seite der Interessenvertretung von Innungskrankenkassen auf Bundesebene (IKK e.V.) läuft eine sog. „eGK Kostenuhr". Die Kostenuhr zeigt, was die Einführung der elektronischen Gesundheitskarte und der Telematik-Infrastruktur die gesetzlichen Krankenkassen bisher an Geld gekostet hat. Und die Uhr läuft weiter: derzeit kommen pro Minute 2000 € hinzu[69].

---

[69] https://www.ikkev.de/politik/egk/

Zu den Kosten, die durch die Telematik-Infrastruktur entstehen, kommt der Zeitfaktor hinzu, der die Umsetzbarkeit in Frage stellt. Es wird ein Ärztemangel beklagt, das ist keine Neuheit. Die Einrichtung und Wartung der Telematik erfordert mehr Zeit als vorgegeben wird. Dazu kommen technische Schwierigkeiten, ein durchtrenntes Internetkabel oder eine defekte Gesundheitskarte. All das kostet Zeit. Zeit, die Ärzte nicht haben und die auch noch auf Kosten der Patienten geht. Die Bundesärztekammer Berlin hat das Institut für Demoskopie Allensbach beauftragt, ein Stimmungsbild der Ärzteschaft über den Einsatz der Telematik einzuholen. Ergebnisse besagen, dass 58% der Ärzte davon überzeugt sind, dass der Einsatz der Telematik für den einzelnen Arzt hohe Kosten bedeutet. Es wird erwartet, dass spezifische EDV-Kenntnisse und Vertrautheit mit den gesetzlichen Bestimmungen, insbesondere im Bereich des Datenschutzes erforderlich sind. Die Mehrheit erwartet nicht, dass sich die Telematik positiv auf die Kostenentwicklung im Gesundheitswesen auswirkt.

Telematik und Datenschutzrecht

Wenn wir uns hier mit Datenschutz befassen, müssen wir die neueste und europaweit gültige Norm, die Datenschutzgrundverordnung –kurz DGSVO- ansehen. Sie regelt seit dem 25.5.2018 in Europa verbindlich den Umgang mit Daten. Hier gelten medizinische Daten nach Artikel 9 als

„personenbezogene Daten, die sich auf die körperliche oder geistige Gesundheit einer natürlichen Person, einschließlich der Erbringung von Gesundheitsdienstleistungen, beziehen und aus denen Informationen über deren Gesundheitszustand hervorgehen“.[70]

Die erfassten personenbezogenen Daten lassen unmittelbar Rückschlüsse auf den Gesundheitszustand einer Person durch Befunde, Diagnosen, Laborwerte zu.

Dies gilt auch für Daten, die einen mittelbaren Rückschluss auf die Gesundheit eines Menschen ermöglichen. Dazu zählen Daten über die Häufigkeit von Arztbesuchen, Untersuchungen in Krankenhäusern, Gewicht, Ernährung usw.

Dabei spielt es rechtlich auch keine Rolle, wer die Daten erhoben hat, also ob es ein Arzt, Zahnarzt, Psychotherapeut Apotheker oder einem sonstigen Angehö-

---

[70] https://eur-lex.europa.eu/legal-content/DE/TXT/?uri=CELEX:02016R0679-20160504

rigen eines Gesundheitsberufes, von einer Krankenkasse oder auch über eine Health-App erfasst wurde.

Wie auch bereits unter dem bisherigen BDSG ist die Verarbeitung von besonderen Kategorien personenbezogener Daten, wozu auch Gesundheitsdaten zählen, nach der DSGVO nur aufgrund einer Einwilligung der betroffenen Person oder aufgrund eines der abschließend aufgezählten Erlaubnistatbestände des Art. 9 DSGVO zulässig (sog. Verbot mit Erlaubnisvorbehalt). Die Verarbeitung solcher besonders sensibler Daten unterliegt also weiterhin engen Grenzen (siehe hierzu weiter unten).

Ohne Einwilligung des Patienten dürfen Gesundheitsdaten weder erfasst, noch verarbeitet oder weitergeben werden. Die DSGVO stellt hier die Freiwilligkeit und das Gebot der Informiertheit der Einwilligung als wesentliche Voraussetzungen in den Mittelpunkt.

Aus diesem Grund wurde ein sogenanntes Kopplungsverbot eingeführt (Artikel 7 Absatz 4).

Damit soll z.B. der Bedingung zum Abschluss einer anderen Versicherung (oder eines Arbeitsvertrages) vorgebeugt werden, den Abschluss des Vertrages an einen Einblick in die Gesundheitsdaten zu knüpfen.

Um diese vagen Regelungen zu spezifizieren, wurden sog. Erwägungsgründe in die DSGVO eingeführt.Für die Verarbeitung medizinischer Daten ist der

Erwägungsgrund 43 relevant:

„Um sicherzustellen, dass die Einwilligung freiwillig erfolgt ist, sollte diese in besonderen Fällen, wenn zwischen der betroffenen Person und dem Verantwortlichen ein klares Ungleichgewicht besteht, insbesondere wenn es sich bei dem Verantwortlichen um eine Behörde handelt, und es deshalb in Anbetracht aller Umstände in dem speziellen Fall unwahrscheinlich ist, dass die Einwilligung freiwillig gegeben wurde, keine gültige Rechtsgrundlage liefern. **Die Einwilligung gilt nicht als freiwillig erteilt, wenn zu verschiedenen Verarbeitungsvorgängen von personenbezogenen Daten nicht gesondert eine Einwilligung erteilt werden kann, obwohl dies im Einzelfall angebracht ist**, oder wenn die Erfüllung eines Vertrags, einschließlich der Erbringung einer Dienstleistung, von der Einwilligung abhängig ist, obwohl diese Einwilligung für die Erfüllung nicht erforderlich ist.“[71]

(Hervorhebungen durch uns)

Übersetzt bedeutet dies für den Umgang mit Gesundheitsdaten, dass eine pauschale Einwilligung, wie sie im E-Health-Gesetz vorgesehen ist, nach der Daten-

[71] https://dsgvo-gesetz.de/erwaegungsgruende/nr-43/

schutzgrundverordnung nicht zulässig ist.

Der Patient muss Kenntnis darüber haben,

- welche Daten
- zu welchem Zweck
- an wen weitergegeben werden.

Dazu bedarf es nach der DSGVO in jedem Fall einer Datenerfassung, Verarbeitung oder Weitergabe der speziellen Einzelerlaubnis des Patienten. Damit dürfte die geplante Datenverarbeitung von Gesundheitsdaten über die Telematik streng genommen nicht ohne Erlaubnis des Patienten möglich sein.

Risiken und Nebenwirkungen
Welche Gefahren entstehen beim Speichern von Gesundheitsdaten?

Um zu verstehen, was beim Abspeichern der Daten passieren kann und welche Gefahren drohen, empfehlen wir, den Film „Kasper und die elektronische Gesundheitskarte“ auf YouTube.de[72] anzusehen. Dieser Film wurde von „Aktion Stoppt-die-e-Card” erstellt und ruft dazu auf, sich über die neue elektronische Gesundheitskarte und ihre Folgen zu informieren[73]. Für diejenigen, die den Film nicht sehen wollen oder können, skizzieren wir den Inhalt an dieser Stelle kurz:

Ein junger Mann „Kasper” leidet unter Schnupfen und Kopfschmerzen und sucht einen Arzt auf. An der Anmeldung zückt Kasper seine moderne elektronische Gesundheitskarte. Sein Arzt liest diese Karte mit einem Lesegerät ein. Dieses soll nach Vorstellung der Regierung mit dem Internet verbunden werden. Der Arzt trägt das verschriebe Medikament in Kaspers Patientenakte am Computer ein und diese Info wird an riesige zentrale Server geleitet. Kasper ist erstaunt, da in seiner Patientenakte nun auch vergangene Krankheiten wie eine Depression und eine Geschlechtskrankheit angezeigt werden. Er macht sich Sorgen, da diese Informati-

[72] https://www.youtube.com/watch?v=RIIZrnxrx1E

[73] https://www.stoppt-die-e-card.de

onen jetzt via Internet übertragen werden. Bei der alten Karte wäre dies nicht passiert, die Daten waren bei seinem Arzt sicher. Kasper und sein Arzt sind ratlos, wer verhindern soll, dass die Daten über das Internet ausgespäht werden. Die Daten aller Patienten bilden einen großen Datenberg, der für viele interessant sein könnte. Die Zugriffsrechte darauf sind per Gesetz leicht zu ändern. Die Daten können in falschen Händen großen Schaden anrichten. Kasper bekommt dies zu spüren und ist enttäuscht. Seine Job-Bewerbung wurde abgelehnt, Depressionen und Geschlechtskrankheiten sind nicht erwünscht. Kasper beschließt, dass das nicht noch einmal passieren soll, schließlich gehören seine Daten ihm.

In späteren Kapiteln werden wir noch einmal ausführlich auf die Risiken der zentralen Speicherung unserer Daten eingehen.

Wer ist die GEMATIK?

Mit dem „Gesetz zur Modernisierung der gesetzlichen Krankenkassen" wurde im November 2003 vom Bundestag auch die Einführung der elektronischen Gesundheitskarte beschlossen. Ziel war die Beschleunigung des Informationsaustauschs zwischen Ärzten, Zahnärzten, Krankenhäusern, Apotheken und Krankenkassen sowie die Vermeidung von Doppeluntersuchungen. Für diesen Austausch sollte zwischen den Behandlern eine digitale, sichere Vernetzung etabliert werden. Die Verantwortung für den Aufbau der Telematik-Infrastruktur wurde den Spitzenorganisationen des deutschen Gesundheitswesens übertragen. Diese gründeten im Januar 2005 das Unternehmen GEMATIK (Gesellschaft für Telematikanwendungen der Gesundheitskarte mbH".)

Die Aufgaben der GEMATIK sind gesetzlich im Sozialgesetzbuch (§ 291b SGB V) geregelt und umfassen die Einführung, Pflege und Weiterentwicklung der elektronischen Gesundheitskarte. Das Unternehmen soll die Infrastruktur vorantreiben, koordinieren und die Zusammenarbeit aller Beteiligter sicherstellen, deren Zahl etwa 105.000 Arztpraxen, 42.000 Zahnarztpraxen, 24.000 psychologische Psychotherapeuten, rund 2.000 Kliniken sowie Krankenkassen und Apotheken umfasst. Der Verband der gesetzlichen Krankenversicherungen ist Anteilseigner der Gematik mit 50 Prozent. Dieser finanziert die Arbeit der GEMATIK zu 100 Prozent durch einen Beitrag von einem Euro pro Mitglied der gesetzlichen Krankenversicherung[74].

---

[74] https://www.gematik.de/ueber-uns/unternehmensorganisation/

Der Firmensitz mit etwa 300 Mitarbeitern (Juni 2018) ist in Berlin, ihre Server stehen in Deutschland[75].

Wer kontrolliert die GEMATIK?

Sensible Gesundheitsdaten von Millionen von Patienten werden auf den Servern der GEMATIK GmbH gespeichert. Bei der Übermittlung der Daten von Praxen und Krankenhäusern muss das Ziel sein, sichere Verbindungen zu schaffen und die Daten verschlüsselt zu versenden. Fraglich bleibt, wie die Daten auf den Servern der GEMATIK GmbH vor Angriffen geschützt sind. Was geschieht dort mit den Daten? An der Entwicklung der sicheren Verbindungen und Verschlüsselung von Daten sind Experten beteiligt. Sie sind für hochwertige Sicherheitskonzepte verantwortlich, die diese sensiblen Daten auch gegen hoch professionelle Hackerangriffe schützen. Doch wer weiß, wie ein Schloss konstruiert ist, kann auch einen Schlüssel anfertigen. Bei Entwicklern ist es üblich, sogenannte Hintertüren in einen Code einzubauen, da eine Programmierung sehr komplex sein kann. Programmierer gelangen so schneller ins System, um Fehler zu beheben. Zur beruflichen Absicherung nehmen Entwickler oft den

---

[75] https://www.gematik.de/fileadmin/user_upload/gematik/files/Publikationen/gem_OPB_Kurz-Broschuere_2017-10-BR-DGDV_web.pdf

Quellcode „mit nach Hause" und speichern diesen auf dem eigenen Rechner ab. Nur die Entwickler verstehen den programmierten Code und können diesen ändern, um im Streitfall etwas in der Hand zu haben. Wer kontrolliert nun die Mitarbeiter der GEMATIK, die für die Verschlüsselung zuständig sind und Zugang zum System haben? Dazu konnten wir keinerlei gesicherte Informationen finden.

Umsetzung der Telematik-Pläne

Die elektronische Gesundheitskarte ist mittlerweile bei allen Versicherten angekommen. Die Telematik-Infrastruktur ist jedoch nach über zehn Jahren immer noch nicht ausgebaut. Um den Ausbau der TI voran zu treiben, wurde das „Gesetz für sichere digitale Kommunikation und Anwendungen im Gesundheitswesen" beschlossen. Das sogenannte E-Health-Gesetz ist zum 1. Januar 2016 in Kraft getreten. Es enthält einen konkreten Fahrplan zur Einführung der Telematik-Infrastruktur und setzt einen zeitlichen Rahmen. Alle Arztpraxen und Krankenhäuser sollen bis Ende 2018 an die Telematik-Infrastruktur angeschlossen sein.

Damit der Prozess beschleunigt wird, droht die Bundesregierung mit Fristen und Sanktionen. Anreiz für die frühzeitige Einführung in Praxen und Krankenhäusern sollen Vergünstigungen bei der Anschaffung der

Geräte und der Software sein. Obwohl das erste Gesetz zur Einführung der elektronischen Gesundheitskarte und der Telematik schon 2003 erlassen wurde, die GEMATIK seit 2005 besteht und die Telematik ursprünglich sogar schon im Juni 2018 flächendeckend eingeführt sein sollte, gab es im Sommer 2017 immer noch keine zertifizierten Produkte, das heißt Konnektoren, Kartenterminals und VPN-Zugangsdienste. Als es diese Ende 2017[76] dann endlich gab, waren Konnektoren zum einen aufgrund fehlenden Wettbewerbes extrem teuer (ca. 2000€ pro Stück)[77] zum anderen gab es erhebliche Liefer- und Anschlussschwierigkeiten. Erst seit August 2018 ist ein zweiter vom Bundesamt für Sicherheit in der Informationstechnik (BSI) Konnektor für die Benutzung zugelassen worden.[78]

Viele alte Gesundheitskarten der ersten Kartengeneration sind immer noch im Umlauf. Sie können nicht für die Telematik verwendet werden, da sie nicht online-fähig sind.[79] Für diejenigen Ärzte und Therapeuten, die bereits an die Telematik angeschlossen sind, bedeu-

---

[76] http://www.kbv.de/html/1150_31911.php

[77] https://www.heise.de/newsticker/meldung/Missing-Link-Herr-Spahn-bitte-in-Zimmer-1-3985856.html?seite=2

[78] http://www.kbv.de/html/1150_36738.php

[79] https://www.heise.de/newsticker/meldung/Missing-Link-Herr-Spahn-bitte-in-Zimmer-1-3985856.html

tet dies jede Menge Zeitverlust durch Telefonate mit den Krankenkassen und genervte Patienten. Noch mehr Nerven, Zeit und im schlimmsten Fall auch Datenverlust, kann ein kompletter Systemausfall wie im März 2018 immense Kosten verursachen[80]. In einem Pilottest mit 500 Praxen gaben insgesamt über 50 % der Befragten an, das System sei unausgereift oder waren unentschieden[81]. Und das nach dieser langen Vorbereitungszeit. Bei einer Umfrage von 1259 Praxen, die bereits einen Konnektor installiert haben, berichteten 48% von (zum Teil häufigen) Systemabstürzen und 64% von Zeitverzögerungen beim Echtzeit-Abgleich der Daten[82].

Als wäre dies nicht genug, gibt es auch noch Uneinigkeiten zwischen der Kassenärztlichen Bundes Vereinigung (KBV) und den Krankenkassen, was die Finanzierung der TI-Technik betrifft. Dabei sollten die Kosten zunächst von den Kassen abgedeckt werden, nun aber befürchten Ärzte und Therapeuten, dass sie doch auf Kosten sitzen bleiben, wenn sie sich an die TI an-

---

[80] https://www.aerztezeitung.de/praxis_wirtschaft/praxis_edv/article/960201/telematikinfrastruktur-stoerung-laesst-konnektoren-herunterfahren.html

[81] https://www.heise.de/newsticker/meldung/Missing-Link-Herr-Spahn-bitte-in-Zimmer-1-3985856.html?seite=2

[82] https://blog.medi-verbund.de/2018/07/umfrage-alarmierende-ergebnisse/

schließen[83]. Zwar sollen die Anschluss-Kosten von den Krankenversicherungen erstattet werden, dennoch fürchten viele Behandler, dass andere Kosten, wie eine Cyberrisk-Versicherung, die den Behandler vor den finanziellen Folgen von Hackerangriffen schützt, oft nicht eingerechnet. So muss der Konnektor in einem gesicherten Raum stehen. Wer keinen zur Verfügung hat, muss sich einen EDV-Schrank kaufen. Zudem setzt der Gesetzgeber die Ärzte und Therapeuten unter Druck, in dem mit der Zeit immer weniger der Kosten übernommen werden. Im 3. Quartal 2018 sollte nur noch weniger als die Hälfte der Pauschale gezahlt werden, die noch im 1. Quartal zur Verfügung stand[84]. Auch in der oben genannten Umfrage vom MEDI-Verbund gaben 31% an, dass nicht alle Telematik-Kosten durch die Kassen gedeckt wurden und bei 40% war dies noch unsicher[85].

[83]https://www.aerztezeitung.de/kongresse/kongresse2018/erfurt2018_aerztetag/article/963455/e-health-kbv-droht-telematik-stopp.html
[84] https://www.heise.de/newsticker/meldung/Missing-Link-Herr-Spahn-bitte-in-Zimmer-1-3985856.html?seite=2
[85] https://blog.medi-verbund.de/2018/07/umfrage-alarmierende-ergebnisse/

Gesundheitsdaten sind nicht veränderbar – unsere Risikoabschätzung

Kommen wir nun zu einer wichtigen Forderung der Datenschutzgrundverordnung: der Risikoabschätzung. Da es niemals 100% Sicherheit geben kann, fordert die DSGVO eine Risikoabschätzung. Diese kann in der Wahrscheinlichkeit eines Datendiebstahls oder den möglichen Folgenkosten eines solchen Diebstahls erfolgen.

Dies müsste auch bei Gesundheitsdaten gelten. Doch geht dies bei Gesundheitsdaten überhaupt? Wir meinen: nein. Weder lassen sich beim Diebstahl von Gesundheitsdaten die Wahrscheinlichkeiten eines erfolgreichen Hackerangriffs noch die finanziellen Folgeschäden abschätzen. Wird meine Kreditkarte bzw. deren Daten gestohlen, kann ich diese sperren lassen. Der maximal entstehende Schaden entspricht dem, was der Täter bis zur Sperrung damit gekauft hat. Dann bekomme ich eine neue Kreditkarte und die alten Daten sind für den Dieb wertlos. Anders bei Gesundheitsdaten. Hier kann ich mir weder eine neue Blutgruppe geben lassen, noch chronische Krankheiten gegen andere austauschen. Die Folge: Gesundheitsdaten bleiben in den falschen Händen sehr lang, wenn nicht lebenslang „wertvoll". Und das stimmt auch nicht immer, wie wir im nächsten Kapitel aufzeigen werden. Gestohlene Gesundheitsdaten können auch der nächsten Generation schaden.

Wir sind bisher nur davon ausgegangen, dass gestohlene Gesundheitsdaten nur dem Bestohlenen schaden können. Was aber, wenn genetisch vererbbare Krankheiten mit meinen Kindern in Verbindung gebracht werden können? Dann haben sie quasi auch schon eine „virtuelle Gesundheitsakte" im Netz, auch wenn deren Daten noch nicht gehackt worden sind.

Das Recht auf Vergessen

10 Jahre müssen medizinische Daten gespeichert werden. 10 Jahre dürfen sie auch nur gespeichert werden. Solange eine Behandlung nicht andauert. Oder wenn eine chronische Erkrankung vorliegt. Dann müssen die Daten bis zu 30 Jahre gespeichert bleiben.

Werden die Daten gehackt und gestohlen, ist es mit dem Recht auf Vergessen vorbei.

Wer löscht die Daten nach Aufgabe einer Praxis?

Gibt ein Arzt seine Praxistätigkeit auf, übernimmt der Nachfolger meist die Patienten. Das gilt allerdings nicht in allen Bereichen. Ein Psychotherapeut, der einen Praxissitz kauft, übernimmt nahezu nie die Patienten des älteren Kollegen: er behandelt seine Patienten zu ende und schließt dann die Akten. Auch er muss sie noch 10 Jahre lang aufbewahren. Und nach 10 Jahren löschen. Das ist für den Psychotherapeuten im Ruhestand relativ einfach: er nimmt die alten Akten und seinen Praxisrechner mit nach Hause, wo er leicht die Löschungszyklen überwachen kann. Liegen die Daten auf den Rechnern der Krankenversicherungen, wird es schwieriger. Zwar kann der Psychotherapeut zu Hause immer noch seine Altakten turnusmäßig vernichten und die Daten auf seinem alten Praxisrechner löschen. Zugriff auf die Krankenkassendateien hat er jedoch nicht mehr, denn er ist jetzt nicht mehr an der Telematik-Infrastruktur angeschlossen. Könnte der Praxisnachfolger die Daten nicht einfach löschen? Abgesehen davon, dass der Nachfolger kaum darüber erbaut sein dürfte, die Daten von einigen hundert Patienten zu überwachen und fristgerecht zu löschen, geht es praktisch überhaupt nicht:

1. Er darf es gar nicht, weil es eine Schweigepflichtsverletzung und eine Datenschutzverletzung wäre, wenn ihm der alte Behandler Zugang zu den Daten seiner Patienten verschaffen würde. Nun könnte man das doch mit einer Vereinbarung mit den Patienten umgehen. Doch auch das erscheint ziemlich unrealistisch. Der alte Behandler müsste lange vielen ehemaligen Patienten der letzten 10 Jahre „hinterherlaufen“, um

von allen eine Einwilligung zu bekommen. Abgesehen davon, dass Patienten nach 10 Jahren oft nicht ohne detektivischen Aufwand zu ermitteln sind, würde das ganze platzen, wenn einige die Einverständniserklärung nicht geben. Denken wir aber für einen Moment lang positiv und unrealistisch: der alte Behandler hat alle erreicht und von allen die Einwilligung bekommen. Trotzdem wird die Löschung nicht gehen, weil

2. der neue Behandler gar nicht an die Daten der Patienten des alten Behandlers herankommt: er braucht ja die Versichertenkarten der Patienten des alten Behandlers, um an deren elektronische Akten zu gelangen.

Die Folge: die sensiblen Daten aus dem Bereich der Psychotherapie bleiben „ewig" elektronisch erhalten.

Dieses Datenpannen-Szenario könnte übrigens auch bei anderen Behandler-Gruppen passieren. Besonders wenn ein besonderes Vertrauensverhältnis zwischen Patient und Arzt wichtig ist und Patienten zu einem anderen Behandler geht, wenn sein alter Behandler seine Tätigkeit aufgibt.[86]

---

[86] z.B. in der Gynäkologie, Urologie

Benachteiligung von Bevölkerungsgruppen

In diesem Kapitel wollen wir benachteiligte Bevölkerungsgruppen eingehen, die mit der Anwendung der elektronischen Patientenakte überfordert sind. Gemeint sind damit nicht nur ältere Menschen, die mit der Technologie nicht aufgewachsen sind, oder kognitiv beeinträchtige Menschen, z.B. Patienten mit Demenz-Erkrankungen, Alzheimer usw., sondern auch Technik-Gegner, was ein gutes Menschenrecht ist.

Besonders benachteiligt scheinen uns zwei Gruppen zu sein: Menschen, die aus gesundheitlichen Gründen unter Pflegschaft stehen und Kinder.

Bei Menschen, bei denen eine gesetzliche Pflegschaft über die Gesundheitsfürsorge angeordnet wurde, trifft die Pfleger selbst eine große Verantwortung. Um diese pflichtgemäß wahrnehmen zu können, müssen sie Einblick in die Gesundheitsdaten ihrer Mündel haben. Dies geschah bisher beim Haus- oder Facharzt direkt. Mit der geplanten Serverlösung wird es auch für Pfleger schwerer, ihrer Arbeit nachzukommen. Auch sie –so scheint es zunächst- müssen technisch aufrüsten. Aber: es gibt für diese Berufsgruppe bisher weder eine rechtliche Regelung, noch eine technische Lösung, die es ihnen möglich macht, ihre Mündel bedarfsgerecht zu behandeln, sobald die Telematik überall eingeführt ist.

Besonders betroffen sind auch Kinder, bei denen die Eltern für die Gesundheitsfürsorge verantwortlich sind. Sie treffen mit der Speicherung der Daten weitreichende Entscheidungen, deren Tragweite ein Kind nicht überschauen kann. Aber können es die Eltern auch? Oder sind sie nicht mit damit überfordert, für ein Leben, das noch 60, 70, 80 Jahre oder noch länger dauert, die Verantwortung zu übernehmen?

Ganz in Frage stellen wir die rechtskonforme Anwendung der Datenschutzgrundverordnung in diesen

Unsinn Notfall

Häufig wird das Argument vorgebracht, auf der Gesundheitskarte können Notfalldaten gespeichert werden, die dem Patienten ggf. sogar das Leben retten können. Kein Notarzt wird nach der Versichertenkarte des Patienten suchen. Er wird seinen Puls, seine Atmung, seinen Bewusstseinszustand kontrollieren, den Patienten, wenn notwendig reanimieren, stabilisieren, transportfähig machen und ihn im Rettungswagen in die Notaufnahme begleiten. Auch in der Notaufnahme ist in der Regel keine Zeit dafür, sich die Karte anzusehen, bzw. „auszulesen".

Abgesehen davon, ließe sich das Problem viel einfacher lösen: durch ein kleines Kärtchen aus Pappe, mit allen wichtigen Daten, das ein Risikopatient in seinem Portemonnaie immer mit sich führt. Der Platz darauf reicht allemal auch für kompliziertere Erkrankungen, da es in der Medizin üblich ist, wichtige Informationen branchenüblich abzukürzen.

Und: in der Mehrzahl alle Notfälle sind, da es sich um internistische oder neurologische Notfälle handelt, Angehörige anwesend, die den Notarzt vor Ort informieren.[87]

[87] Als ehemaliger Rettungsassistent habe ich das so erfahren. Im Gegensatz zur häufigen Meinung, Notärzte fahren überwiegend zu einem Verkehrsunfall, betrifft die Mehrheit der Notfälle Herzinfarkte, Schlaganfälle, Hausunfälle.

Risiken der Telematik-Infrastruktur

Das Hauptrisiko, so wird der Leser sicher bereits gedacht haben, ist der unerlaubte Zugriff auf äußerst sensible Daten von außen. Zunächst denkt jeder an bösartige Hacker, die in dunklen Stuben ihr schändliches Tun verrichten. Wir werden aufzeigen, dass diese beileibe nicht die einzige und auch nicht unbedingt die größte Gefahr ist.

Die Sorge bei Fremdzugriffen ist natürlich, in wessen Hände die Daten kommen und was derjenige damit macht. Es stellt sich die Frage der Folgen. Wird derjenige erpresst? Bekommt er eine Arbeitsstelle nicht? Verliert er sein Ansehen? Oder schämt er sich „nur"? Mit diesen Folgen wollen wir uns in den nächsten Kapiteln beschäftigen.

Die Telematik wird in vielen Bereichen eingesetzt und birgt damit auch in vielen Bereichen Risiken. Der Begriff Risiko wird im Duden definiert als „möglicher negativer Ausgang bei einer Unternehmung, mit dem Nachteile, Verlust, Schäden verbunden sind". Ein Risiko bietet also keinerlei Sicherheit, ein negativer Ausgang ist möglich, aber nicht automatisch die Folge. Auch mit dem Einsatz der Telematik gehen wir ein Risiko ein: das Risiko negativer Folgen. Nun werden wir uns mit den Risikofolgen für den Menschen in seiner Rolle als Patient und als Autofahrer beschäftigen. Im Rettungsdienst wird die Telematik ebenso eingesetzt und es gab in der Vergangenheit bereits ein großes Datenleck über das wir informieren wollen.

Risikofolgen für Patienten

Bei den Risikofolgen für Patienten unterscheiden wir zwischen realen und psychischen Risiken. Fangen wir mit einem Beispiel aus dem Alltag an, um den Unterschied deutlich zu machen: Wenn ein Einbrecher in eine Wohnung eindringt wird das beim Bewohner zu großem Unwohlsein führen. Er kann durch den Einsatz von Sicherheitstüren und Alarmanlagen zwar die Gefahr eines weiteren Einbruchs senken, er behält aber ein flaues Gefühl. Das reale Risiko eines erneuten Einbruchs ist dann zwar reduziert, das psychische Risiko aber bleibt. Ein Wasserrohrbruch hingegen, der die Substanz der Wände angegriffen hat, ist ein reales Risiko, das der Bewohner eingeht, wenn er in der Wohnung wohnen bleibt. Er geht ein Risiko ein, das mit einem möglichen negativen Ausgang verbunden ist.

Risiken für Autofahrer

Seit dem 01.04.2018 ist die Telematik bei Automobilen in Neuwagen vorgeschrieben. Vielen Autofahrern ist diese Neuerung nicht bekannt. Aufgabe dieser Einrichtung ist es, dass sicherheitsrelevante Daten zum Schutz des Autofahrers erhoben werden. Diese werden online gesendet und abgefragt. Eigentlich eine gute Sache, meinte einstmals der ADAC. Denn die Telematik sollte insbesondere sicherstellen, dass man im Falle eines Unfalls oder einer anderen hilflosen Situation schnellstmöglich Rettungskräfte herbeirufen kann, die übertragenen Daten den Helfern den Standort des Fahrzeugs schnell anzeigen. Nun hat der ADAC in seiner Mitgliederzeitschrift (7/8 2018) eine Untersuchung veröffentlich, wonach weit mehr Daten erhoben werden, als wirklich für den Notfall sinnvoll sind: Positionsdaten, Navigationsdaten, Navigationsziele, Handykontakte, Fahrzeiten, Tempo- Brems- und Beschleunigungsmanöver, Sitzverhalten und so weiter. Laut ADAC fließen regelrechte „Datenströme", die der Wirtschaft zugutekommen. Die Folge: der Autofahrer wird durch die Telematik sehr gläsern. [88].

Wenn diese Daten von den Autoherstellern weitergegeben werden, können z.B. Versicherungen feststellen, wie der Halter gefahren ist, ob man ihm einen Zuschlag oder Abschlag auf die Versicherungsprämie anrechnen kann, ob Markenwerkstätten oder freie Werkstätten aufgesucht wurden, ob der Fahrer mehr auf der Landstraße oder der Autobahn fährt. Aber es werden auch Daten an die Hersteller von KFZ-Produkten weiterge-

---

[88] https://www.adac.de/_ext/motorwelt/adac-motorwelt-7-8-2018.pdf

geben, die dem Hersteller dann spezielle Angebote machen können. Und anhand der jeweiligen Sitzposition, die ebenfalls abgespeichert wird, sofern eine elektrische Verstellbarkeit zur Fahrzeugausstattung gehört, können auch Rückschlüsse auf den Fahrer gezogen werden. Dieses Szenario lässt sich leider bedingt auch auf das Gesundheitswesen erweitern. Unter dem Vorwand von Notfallmanagement beziehungsweise Fernwartung, könnte sich die Wirtschaft beliebig an den Daten bedienen. So hält der ADAC-Artikel auch fest, dass die großen Internet-Unternehmen Google und Apple ihren Teil vom Datenkuchen erhalten.

Aufgeschreckt von dieser Entwicklung sollten laut ADAC jetzt „neutrale Administratoren" die Verteilung der Daten übernehmen und ihre Nutzung überwachen. Der ADAC Vizepräsident fordert einen diskriminierungsfreien Zugang zu den erhobenen Daten in Form einer offenen Telematik-Plattform - also in Form eines sogenannten Shared Servers[89], wo auf die Daten des Kunden nur nach dessen Zustimmung zugegriffen werden kann[90].

---

[89] Von vielen gemeinsam genutzter Server

[90] http://www.procontra-online.de/artikel/date/2018/01/kfz-versicherung-adac-fordert-offene-telematik-plattform/

Risiken im Rettungsdienst

Im Rettungswagen wird die Telematik mittels Funkübertragung ebenfalls eingesetzt. Die Daten sind zwar verschlüsselt, trotzdem gibt es Fehlermöglichkeiten, wie die Online-Ausgabe von heise.de berichtet. Hier kam es bereits zu einer großen Datenpanne und sensible Daten waren online einsehbar. Heise schreibt dazu in seiner c't-Ausgabe 7/2018: „Lebensrettung beginnt oft mit einem Datenbankeintrag" .... Dabei wurde „in einem der daran beteiligten Systeme ein schwerwiegendes Datenleck entdeckt, durch das der Zugriff auf die sensiblen Einsatz- und Patientendaten möglich war. Sogar eine Manipulation der Einsatzdaten wäre möglich gewesen."[91]

Dieses Beispiel eines Datenlecks zeigt auch die Missbrauchsgefahr, die entsteht, wenn massenhaft Daten gesammelt und auf Servern abgelegt werden: Sie können verkauft oder zur Überwachung und Ausspionierung von Einzelpersonen bis hin zur Vorbereitung von Entführungen und Wohnungseinbrüchen genutzt werden.

---

[91] https://www.heise.de/ct/ausgabe/2018-7-Sicherheitsluecke-in-Notfall-App-legt-Einsatzdaten-offen-3992543.html

Die Angreifbarkeit der Telematik-Infrastruktur

Die Telematik-Infrastruktur kann von drei Seiten von außen angegriffen werden:

1. über die Telematik-Infrastruktur selbst. Der Angriff erfolgt direkt auf die Zugangsserver der Telematik-Infrastruktur. Mit den gleichen Mitteln, mit denen die Bundesregierung angegriffen und gehackt wurde.

2. über die Gesundheitsserver der Krankenkassen

3. über die Praxisrechner in Arztpraxen

Eine vierte Angriffsmöglichkeit ergibt sich, wenn Patienten Health-Apps auf ihrem Smartphone benutzen.

Healthy leaks: Angriffe auf Gesundheitsdaten

Viele verschiedene Gruppen haben ein Interesse daran, auf die Telematik-Infrastruktur und somit die Daten von Patienten zuzugreifen. Die Interessenslage von Hackern, die durch das Eindringen in Systeme bösartige und kriminelle Ziele verfolgen, ist offensichtlich: Ein erfolgreicher Angriff auf die Patientendaten kann ihnen nicht nur Anerkennung und Ruhm in gewissen Kreisen einbringen, sondern vor allem hohe Geldbeträge.

So gibt es im Ausland schon einige Fälle von Erpressung, die auf den Klau sensibler Patientendaten folgten. 2009 wurden beispielsweise in den USA nach dem Angriff auf ein E-Health-System, in dem 35 Millionen Rezeptverschreibungen von mehr als acht Millionen Patienten gespeichert waren, 10 Millionen Dollar Lösegeld für ein Passwort verlangt. Mit diesem sollte sich ein verschlüsseltes Backup der Daten freischalten lassen: der oder die Hacker hatten nicht nur die Daten gestohlen, sondern auch für alle anderen den Zugang zu den Daten verhindert[92]. Auch in Frankreich kam es ein Jahr zuvor zu einem Datendiebstahl bei einem Bluttest-Laborunternehmen. Als dieses nicht auf die Forderungen der Erpresser einging, wurden Patientendaten mit Download-Links über Twitter verbreitet[19]. Viren und Schadsoftwares können den Kriminellen ebenfalls einen Zugang zu den Systemen verschaffen. Erst letztes Jahr wurden in Großbritannien 40 Krankenhäuser und zahlreiche Arztpraxen auf diese Weise lahmgelegt. Auch hier wurden die gestohlenen Patientendaten verschlüsselt und ein Lösegeld für die Anleitung zur Entschlüsselung der Daten gefordert [93].

---

[92] http://www.spiegel.de/netzwelt/web/spektakulaerer-hack-erpresser-verlangt-zehn-millionen-dollar-fuer-ein-passwort-a-622852.html

[93]https://www.morgenpost.de/politik/article210553117/Krankenhaeuser-in-England-durch-Hacker-Angriff-lahmgelegt.html

Dabei ist jedoch nicht nur die Erpressung der zuständigen Organisationen möglich. Auch Einzelpersonen, deren Daten gestohlen wurden, können auf diese Weise zur Kasse gebeten werden. Selbst ohne Erpressung können die Angreifer Profit machen: Es wird davon aufgegangen, dass in den USA ca. ein Drittel der Gesundheitsdaten (das heißt von über 120 Millionen Patienten) bereits gehackt wurde.[94] Schon jetzt gibt es einen regen Handel mit diesen Daten im sogenannten Darknet. Eine Patientenakte ist in den USA bis zu 50 $ wert. Neben diesem Verwendungszweck der Gesundheits-Daten ist es zudem möglich, mit den gewonnenen Informationen falsche Krankenhausrechnungen zu schreiben, Arzneirezepte im Namen der Opfer einzulösen oder Identitätsdiebstahl zu betreiben[95].

Nicht auszudenken sind zudem die Auswirkungen, wenn Hacker die Daten an das organisierte Verbrechen oder gar terroristische Organisationen weitergeben. Dabei muss man bedenken, dass durch einen Hackerangriff nicht „nur" Datendiebstahl, sondern wie oben beschrieben auch die Lahmlegung des Systems oder -

---

[94] http://digitalpresent.tagesspiegel.de/patientendaten-sollen-europaweit-vernetzt-werden

[95] https://www.welt.de/wirtschaft/webwelt/article159074425/So-machen-Hacker-schnelles-Geld-mit-Patientenakten.html

wenn wir uns an die Verwendung der Telematik im Rettungsdienst erinnern - eine Ortung und gezielte Ausschaltung einer Vielzahl von Rettungsfahrzeugen möglich ist.

Eine besondere Gefahr kann außerdem von „böswilligen Insidern" ausgehen, wobei es sich meist um (ehemalige) Mitarbeiter der jeweiligen Organisation handelt, die direkten Systemzugang besitzen oder besaßen. Dieser ungehinderte Zugang macht diese Gruppe so gefährlich. Neben finanziellen Interessen kann hier auch Rache oder Informationsdiebstahl bei Firmenwechsel eine Rolle spielen[96]. Leidtragende bleiben unabhängig davon auch immer die Patienten. Weitere mögliche Interessensbereiche sind neben Wirtschaftsspionage auch Insiderhandel mit Aktien. So ist es beispielsweise denkbar, dass für ein Pharma- oder Medizintechnik-Unternehmen beim Zugriff auf die Daten seiner medizinischen Forschung vor deren Veröffentlichung Milliarden auf dem Spiel stehen[97].

Die anfällige Sicherheit der Systeme, in denen sensible Patientendaten gespeichert sind, bleibt aktuell. Auch im Jahr 2018 gibt es wieder Fälle von Hackeran-

[96] Huber, M., Sunyaev, A., & Krcmar, H. (2008). Technische Sicherheitsanalyse der elektronischen Gesundheitskarte.

[97] https://www.welt.de/wirtschaft/webwelt/article159074425/So-machen-Hacker-schnelles-Geld-mit-Patientenakten.html

griffen auf Patientendatenbanken. Bereits Anfang des Jahres wurden Daten von fast 3 Millionen norwegischen Patienten gehackt[98]. Zudem kommt der Angriff auf Daten von 1,5 Millionen Menschen aus Singapur, darunter die des dortigen Ministerpräsidenten, auf den es die Hacker allem Anschein nach abgesehen hatten[99]. Dies ist ein Beispiel für die Verwendung medizinischer Daten für politische Zwecke und ist laut Sicherheitsexperten kein Einzelfall. So werden diese Daten beispielsweise von ausländischen Nachrichtendiensten genutzt, um Politiker unter Druck setzen zu können[100].

Auch wenn bisher über Angriffe auf ausländische Systeme berichtet wurde, ist das Hacken von Patientendaten in Deutschland keinesfalls ein Fantasie-Szenario. Beispielsweise wurden 2016 mehrere Kliniken in Nordrhein-Westfalen Opfer von Cyberangriffen[101] und im Frühjahr 2018 gab es anscheinend einen Zugriff auf Akten von hunderten deutschen Krankenhäusern. Insi-

---

[98] https://www.heise.de/newsticker/meldung/Offenbar-Patienten-Daten-von-fast-3-Millionen-Norwegern-gehackt-3945709.html

[99] http://www.spiegel.de/netzwelt/web/singapur-patientendaten-bei-hackerangriff-abgegriffen-auch-vom-regierungschef-a-1219482.html

[100] https://www.zdf.de/nachrichten/heute/digitalisierung-des-gesundheitswesens-100.html

[101] https://www.aerztezeitung.de/praxis_wirtschaft/klinikmanagement/article/905018/it-sicherheit-hacker-nehmen-kliniken-nrw-visier.html

der der Plattform „Medileaks" berichteten, dass sie über Daten von 300 Krankenhäusern in Deutschland aus den letzten zehn Jahren verfügen. Medileaks veröffentlicht Analysen von Patienten und Operationsdaten. Nach eigenen Angaben ist ihr Ziel, der „Ökonomisierung" der Krankenhäuser entgegen zu wirken[102,103]. Wie leicht die Plattform-Betreiber an so große Datenmengen gelangt sind, zeigt dass auch in Deutschland die Sicherheit der Patientendaten stark gefährdet ist. Das ist auch für die Verantwortlichen nichts Neues, Datenschützer warnen seit Jahren vor den unzureichenden Sicherheitsvorkehrungen[104]. Leider scheint die Sicherheit der Patientendaten keine Priorität zu haben, sondern lediglich die schnelle Durchsetzung der Telematik-Pläne.

---

[102] https://www.futurezone.de/digital-life/article214159475/Patientendaten-aus-hunderten-Krankenhaeusern-gestohlen.html

[103] https://www.zdf.de/nachrichten/heute/digitalisierung-des-gesundheitswesens-100.html

[104] https://www.youtube.com/embed/w4fZ0_c-QmE

Angriffsmöglichkeiten

Es dürfte jedem einleuchten, dass Daten, die über ein öffentliches Netz - wie das Internet - ausgetauscht werden, auch ausgespäht werden können. Ferner ist es möglich, diese Daten gezielt auf dem Server, der sie speichert, „abzugreifen", zu verändern oder zu löschen, sofern dieser erfolgreich gehackt wurde, was bereits in vielen Fällen erfolgreich war. So wurde das als absolut sicher geltende SINA-Netz der Fa. Secunet im Frühjahr 2018 bereits zum zweiten Mal von Hackern angegriffen. In den USA, in Großbritannien und in Norwegen wurden die ebenfalls als sicher geltenden Gesundheitsnetze, also die elektronische Patientenakte, ebenfalls gehackt.

In Norwegen wurden ein Drittel aller Daten gestohlen, in den USA „nur" 10%.

SQL-Injection und Viren-Evasion über die Gesundheitskarte

SQL ist eine Datenbanksprache, die für Datenbankabfragen im Internet benötigt wird. Wenn Sie eine Datenbankabfrage über Ihre Praxisverwaltungs-Software via Konnektor an den Telematik-Server richten, so geschieht dies über einen SQL-Befehl. Dieser ist zwingend notwendig und wird nach dem Einlesen der Versichertenkarte an den Telematik-Server der Arvato GmbH gesendet.

Hat ein Hacker eine Versichertenkarte und den Zugang zum Telematik-Server, kann er mit Hilfe eines SQL-Befehls leicht Daten auf der Datenbank abfragen, ändern oder gar die ganze Datenbank löschen. Vermutlich kann er sogar auf diesem Weg einen Trojaner einbauen, der dann den ganzen Telematik-Server beispielsweise lahmlegt. Dem Sicherheitsunternehmen Syss GmbH in Tübingen ist es gelungen, Viren und Trojaner zu entwickeln, die von keinem Antivirenprogramm erkannt werden. Natürlich nicht, um anderen zu schaden, sondern um zu demonstrieren, dass auch Anti-Virenprogramme keinen 100% Schutz bieten können.

Mit Hilfe der Interceptor-Software können Sie eine Datenbankabfrage verändern, bevor sie Ihren Computer verlässt. Also zum Beispiel, den Namen des Patienten ändern und Ähnliches, bevor die Anfrage an den Telematik-Server gestellt wird. Natürlich können auch „Dritte" diese Software bei Ihnen „benutzen", also entweder mit Hilfe eines Trojaners oder bei einem sogenannten „man in the middle"-Angriff, bei dem sich ein Mithörer und Datenmanipulierer in den Datenverkehr einschaltet. Diese Software wird gerne benutzt, um zum Beispiel bei Bankgeschäften im Online-Banking die Überweisung auf dem Weg zur Bank noch einmal zu verändern, also zum Beispiel, um eine andere Kontonummer einzugeben und natürlich auch, um einen großzügigeren Betrag zu erzeugen. Auf dem Rückweg von Ihrer Bank sorgt die Interceptor-Software dann dafür, dass auf Ihrem Bildschirm wieder Ihre eigentlichen Daten, die Sie ursprünglich eingegeben haben, angezeigt werden. Die Überraschung kommt erst, wenn Sie Ihren Kontoauszug ansehen. Also mit anderen Worte ein sehr, sehr leistungsstarkes Programm, das ist in vielen Variationen überall im Internet kostenlos erhältlich ist. Dafür ist nicht einmal ein Abtauchen in das Darknet[105] nötig. Und natürlich gibt es auch viele Anleitungen hierzu.

Sicherheitstests der Telematik-Struktur durch die GEMATIK

Ein Sicherheitsstandard ist es heutzutage, von externen Sicherheitsfirmen sogenannte „Penetrationstests" durchführen zu lassen. Die sind nichts anderes als beauftragte und bezahlte Hackerangriffe, die vor Inbetriebnahme eines sicherheitsrelevanten IT-Netzes Schwachstellen aufzeigen sollen. Diese Schwachstellen müssen dann beseitigt werden und in erneuten Tests geprüft werden, so lange, bis das Netz nicht mehr angreifbar ist.

---

[105] Darknet: „dunkler Teil" des Internets oder „Schwarzmarktbereich" des Onlinehandels, in dem meist illegale Geschäfte anonym abgewickelt werden

Auf unsere Anfrage hat die GEMATIK zugegeben, dass diese Penetrationstests nicht von einer externen Sicherheitsfirma, sondern selbst durchgeführt werden. Dabei wurde nur „nach offenen Ports" gesucht und diese geschlossen. Es wurde offenbar nicht versucht, das Netz selbst anzugreifen. Wir kritisieren hier auch, dass keine externe Sicherheitsfirma beauftragt wurde, da diese allein die Objektivität und die Fachkenntnisse besitzt, um Netze anzugreifen. Wird ein IT-Netz von den eigenen Entwicklern angegriffen, besteht nicht nur die Gefahr, dass sie Lücken nicht erkennen bzw. übersehen („Betriebsblindheit") oder – rein menschlich gesehen – sich ggf. nicht trauen, Bereiche oder Strukturen anzugreifen, die ihnen selbst unsicher erscheinen.

Kurz gesagt: Es ist inakzeptabel, dass solche Tests nicht durchgeführt werden. Vermutlich geht die GEMATIK davon aus, dass ihr Netz schon allein deshalb sicher ist, weil es nur über die Praxis-Konnektoren erreicht werden kann. Übersehen wird dabei, dass ein Konnektor auch aus einer Arztpraxis entwendet werden kann oder ein gebrauchtes Gerät irgendwann auf eBay erscheint. Dies kann nach fünf Jahren erfolgten, wenn die Konnektoren ausgewechselt werden. Hier könnte ein Arzt naiv denken, er verkauft seinen alten Konnektor und verdient sich dabei noch ein paar Euro online. Dass dieses Szenario nicht ganz ohne Berechtigung ist, zeigen die sogenannten SINA-Konnektoren der Bundesregierung, die auch bereits bei eBay erhältlich sind.

Die GEMATIK gesteht potentielle Gefahr der Hackbarkeit ein

Wir waren ein wenig hartnäckig und wollten von der GEMATIK den tatsächlichen Stand der Sicherheit des Telematiknetzes wissen. Zuerst wollte man uns gar nicht antworten und wissen, wofür wir die Daten brauchen usw. Dann haben wir uns auf das Informationsfreiheitsgesetz berufen und die GEMATIK gezwungen, uns zu informieren. Denn nach dem Informationsfreiheitsgesetz ist auch die GEMATIK verpflichtet, Bürgern Auskunft zu erteilen. Wir wollten wissen, ob Penetrationstests durchgeführt werden und zu welchem Ergebnis sie geführt haben. Penetrationstests sind nicht anderes als „erlaubtes Hacken". Auf IT-Sicherheit spezialisierte Unternehmen greifen mit Erlaubnis des Auftraggebers dessen Netzwerk an. Und zeigen die Schwachstellen auf.

Wir wollten genau wissen, welche Schwachstellen es gibt und haben die Protokolle der Sicherheitstests angefordert. Ungeschwärzt, versteht sich. Wir wollen erreichen, dass die GEMATIK Farbe bekennt. Ist die Telematik-Infrastruktur sicher, kann man die Testergebnisse auch veröffentlichen. Und tatsächlich: Penetrationstests wurden gemacht. Das hat man uns, trotz Widerspruch, verweigert.

„Soweit Gegenstand des Antrags der Zugang zu den Ergebnissen der Penetrationstests betrifft, wird der Antrag abgelehnt, da Zugang zu Betriebs- oder Geschäftsgeheimnissen nur gewährt werden, wenn der Betroffene eingewilligt hat und diese Einwilligung allerdings nicht vorliegt (S 6 Satz 2 IFG). Zudem ist das Bekanntwerden über die Ergebnisse und das Vorgehen geeignet, wirtschaftliche Interessen der Sozialversicherungen zu beeinträchtigen (vgl. S 3 Nr. 6 IFG).“

Das haben wir in Abrede gestellt und folgende Antwort von der GEMATIK erhalten:

„Die Offenlegung der Ergebnisse von Penetrationstests würden einem Angreifer ermöglichen, schnell wenig erfolgversprechende (weil getestete) Möglichkeiten von möglicherweise noch erfolgversprechenden Möglichkeiten zu separieren oder mögliche Schwachstellen zu erkennen.

Eine daraus resultierende mögliche Gefährdung der Telematikinfrastruktur durch "Hacker" berührt ohne jeden Zweifel die wirtschaftlichen Interessen der Sozialversicherungen.“

(Hervorhebungen durch uns)

„Eine daraus resultierende mögliche Gefährdung“ bedeutet im Klartext:

Die Telematik Infrastruktur ist offensichtlich angreifbar, sonst müssten die Sicherheitstests nicht wie Staatsgeheimnis gehütet werden.

Warum die „..noch erfolgversprechenden Möglichkeiten ... oder mögliche Schwachstellen...“ nicht gleich mitgeprüft wurden, ist uns ein Rätsel. Vielleicht wollte man in Berlin auch nicht weitertesten, weil man dann weitere Schwachstellen entdeckt hätte, die das ganze Projekt gefährden könnten.

Damit gibt die GEMATIK GmbH selbst offen zu, dass die Telematik-Infrastruktur „mögliche Schwachstellen” enthält, die eine „daraus resultierende mögliche Gefährdung der Telematikinfrastruktur durch 'Hacker'” darstellen könnte.

Fazit: Die Telematik-Infrastruktur ist hackbar!

Datenunfälle mit sensiblen Daten

Datenunfälle mit Gesundheitsdaten

Neben den gezielten Angriffen auf Patientendaten gab es auch schon einige Fälle von unbeabsichtigten Datenlecks im Gesundheitssystem. 2011 gelangten tausende Daten psychisch kranker Patienten aus Kliniken in Schleswig-Holstein und Baden-Württemberg frei zugänglich ins Internet. Man ging davon aus, dass dies an organisatorischen Mängeln zwischen mehreren Einrichtungen sowie fehlenden Dokumenten und Qualitätskontrollen in der IT lag. Auch die Software-Sicherheit sei nicht ausreichend überprüft gewesen. Ungewiss bleibt, wie lange die Daten zugänglich waren, bevor das Leck bemerkt wurde[28]. Oft bestehen unklare Zuweisungen von Verantwortlichkeiten bei den Beteiligten und unausgereifte Systeme hinter solchen Datenpannen. Ein Test bei der Krankenkasse Barmer GEK durch die „Rheinische Post" zeigte, dass lediglich durch einige Telefonate und mit wenig Zeitaufwand der Zugang zu sensiblen Versichertendaten erlangt werden konnte[29,30]. Auch zwei Reporterinnen des ZDF-Magazins Frontal 21 gelangten telefonisch ohne Probleme an Versichertenkarten der jeweils anderen[106].

[106] https://www.youtube.com/embed/w4fZ0_c-QmE

Wie erwähnt, wurde Anfang 2018 ein Datenleck in einer App für Rettungskräfte offengelegt, durch das detaillierte Patienteninfos und Einsatzdaten einsehbar waren. Dies geschah offenbar durch eine fehlerhafte Programmierung der App[31].

Angriffe auf Behörden und Regierung

1,5 Millionen Hackerangriffe jährlich auf das Regierungsnetz

„Spectre“[107] ein Wort, das den Sicherheitsexperten des BSI, des ‚Bundesamtes für Sicherheit‘ in der Informationstechnik seit einiger Zeit schlaflose Nächte bereitet. „Spectre“ ist eine völlig neue Lücke, über die sich von außen Daten stehlen lassen – offensichtlich auch bei Regierungsnetzwerken. Das Magazin „P.M.“ berichtet in seiner Ausgabe 12/2018 darüber, dass die Zahl der mit Schadprogrammen versehenen E-Mails im Jahr 2017 um 18 % auf insgesamt 52.000 bei der Bundesregierung angestiegen ist. Doch verglichen mit der Zahl der Cyberangriffe auf die Regierung, die von herkömmlichen Antivirenprogrammen nicht erkannt werden, Peanuts! Knapp 1,5 Mio. Angriffe gibt es jährlich auf die Bundesregierung. Also etwa 400 pro Tag. Aber richtig erschrecken darüber tut offenbar niemand, sodass es nicht verwunderlich ist, dass Andreas Könen, im Bundesministerium für die Cyberabwehr zuständig, lapidar zugibt: „Wir sind so angreifbar wie noch nie!“

Und Könen weiter:

---

[107]https://www.zdnet.de/88339087/neuer-spectre-angriff-ermoeglicht-datendiebstahl-aus-der-ferne/

„Es gibt permanent neue Angriffe. Mit krimineller Schadsoftware werden Behörden, Unternehmen und Bürger attackiert. Je weiter die Digitalisierung fortschreitet, desto verwundbarer sind wir."

Deshalb fordert Könen eine gesetzliche Erlaubnis: „Rache nehmen zu können," in Form von sogenannten „Hackbacks", die die Rechner der Hacker lahmlegen sollen.[108]

Wir sehen, dass selbst die Bundesregierung nahezu hilflos die den Hackerangriffen ausgeliefert ist. Nationale Cyberabwehrzentren wie das BSI sind im Dauerkampf gegen die Hackermafia und vielleicht werden auch bei uns nach „erfolgreichem Anschluss der Telematik" Cyberabwehrzentren in der Bundespsychotherapeutenkammer oder der Kassenärztlichen Bundesvereinigung entstehen müssen, um die permanenten Hackerangriffe abzuwehren.

Am 14.11.2018 gelang es der russischen hackergruppe Snake die elektronischen Postfächer von Bundestagsabgeordneten, Email-Konten des Bundestagsnetzwerkes, Rechner der Bundeswehr und Rechner einiger Botschaften zu attackieren.

---

[108] P.M. 12/2018, 20-30

Man muss offensichtlich keine technisch hochgerüstete Ausstattung und fundierte IT-Kenntnisse besitzen, um in Sicherheitsbereiche einzudringen: Im Januar gelang es einem 20jährigen Schüler 994 Politikerinnen und Politiker zu hacken und Daten von ihnen zu veröffentlichen. Er hat weder die Ausrüstung noch die Kenntnisse, so der ermittelnde Staatsanwalt Ungefuk. „Er habe keine entsprechende Ausbildung, sondern sich seine Kenntnisse durch Interesse "und viel Zeit" angeeignet."

Damit habe der Schüler im gesamten Jahr 2018 Daten gesammelt und Accounts gehackt, und dabei auch keine Schadsoftware benutzt, sondern Passwörter einfach „überwunden". Der Schüler sein kein „Hacker im klassischen Sinne" .[109]

Fazit: einem 20jähriger mit technischem Halbwissen ist es offenbar „kinderleicht" gefallen, in das Regierungsnetzwerk einzudringen.

[109] https://www.zeit.de/digital/datenschutz/2019-01/datenklau-hacker-schueler-angriff-daten-politiker-datendiebstahl-datenleak

Wenn die Telematik doch so sicher ist, warum wird das Telematik-Netz nicht von der Bundesregierung benutzt?

Wenn das Gesundheitsnetz, die Telematik-Infrastuktur das sicherste IT-Netz der Welt ist, wie es uns das Gesundheitsministerium von der Sicherheit so überzeugt ist, warum benutzt die Bundesregierung dann nicht die gleiche Technologie ? Immerhin müsste der amtierende Bundesinnenminister die Telematik-Infrastruktur noch kennen – schließlich war er selbst mal Bundesgesundheitsminister.

Dazu eine kurze Randbemerkung: Das Sina-Netzwerk der Bundesregierung, Pedent zur Telematik-Infrastruktur, wird von der Firma Secunet hergestellt. Secunet bietet auch einen der Konnektoren für die Telematik-Infrastruktur an. Noch Fragen?

773 Millionen Passwörter zu Online-Konten und Emailadressen gehackt
Möglicher Schaden: 2,7 Milliarden Online-Zugänge offen für Hacker

Dem Zufall und dem unermüdlichen Engagement eines Mannes ist es zu verdanken, dass der Coup aufgefallen ist: Professor Troy Hunt, Betreiber einer Passwort-Sicherheits-Webseite viel die Sammlung mit gehackten Passwörten vor zwei Wochen in die Hände. Diese kann online auf Hackerseiten abgefragt werden. 20% der Benutzer, also jeder 5. Internetnutzer ist davon betroffen. Hunt reagierte und pflegte die Daten in seine Webseite, die sich der Internetsicherhit widmet, ein.[110] Die 773 Millionen gehackten Passwörter sind nur die Spitze des Einbergs, mahnt Hunt.

Viele Benutzer haben für verschiedene Online-Konten identische Passwörter. Insgesamt lassen sich mit dieser im Internet zugänglichen Datenbank bis zu 2,7 Milliarden Online-Konten hacken. Hunt empfiehlt, regelmäßig die Passwörter zu wechseln. Und verschiedene für unterschiedliche Zugänge zu verwenden. Um nicht den Überblick zu verlieren, empfiehlt Hunt den Anbieter 1Passwort.com zu verwenden. Dieser speichert die Passwörter zentral ab.

110 https://haveibeenpwned.com/

Meinungen von Sicherheitsexperten

Der ärztliche Nachrichtendienst hat den IT- und Sicherheitsexperte Andreas Schlechter zur Datensicherheit in Krankenhäusern und Arztpraxen, interviewt. Sein Fazit: besonders Krankenhäuser sind gefährdet. 2017 waren 64 % der Krankenhäuser in Deutschland Opfer von Hacker-Angriffen.[111]

Die Telematik hält er zwar für sicherer als die Infrastruktur von Krankenhäusern, dennoch kritisiert er:

„Zumindest sicherer als die Sicherheitsarchitektur in den Kliniken. Die absolute Sicherheit gibt es allerdings nirgendwo."

Angriffe erfolgen über infizierte Webseiten (ein Klick kann schon reichen, um einen Trojaner oder Virus auf dem Rechner einzufangen) oder infizierte Emails.

Die Telematik ist nur „relativ" sicherer. Das liegt auch am Unterschied der Mitarbeiterzahl im Krankenhaus und in der Arztpraxis. Je mehr Mitarbeiter, je größer die Gefahr. Hinzu kommt, dass „Leerlaufzeiten", in

[111] https://www.aend.de/article/191837

denen Mitarbeiter ein bisschen privat surfen können, in Arztpraxen nahezu bei Null sind.

Was Schlechter verschweigt: egal wie sicher die Telematik ist, die große Schwachstelle bleibt die Arztpraxis selbst. Auch wenn ich mir über das Telematiknetz keine Schadsoftware einfangen kann, kann dies über den Praxisrechner selbst erfolgen. Wenn dieser sich einen Trojaner oder Virus z.B. über eine private Email einfängt, nutzt die sicherste Telematik-Infrastruktur nichts mehr. Dann „steht" die Verbindung zwischen Praxis und Hacker. Alles, was auf dem Praxisrechner passiert, kann der Hacker mitverfolgen und mitbeeinflussen! Er kann also auch alle Daten ansehen oder „anzapfen".

Ein Trojaner installiert ein kleines Programm, dass die Befehle zwischen Praxissoftware und Telematik-Infrastruktur noch einmal „bearbeitet". D.h. den einen Befehl durch einen anderen ersetzt, den der Telematikrechner dann ausführt! Oder einfach Daten kopiert und heimlich über das Internet, an dem die Praxis dann angeschlossen, an einen anderen Rechner weiterleitet.

Nach spätestens 30 Jahren liegen alle verschlüsselten Daten offen

Maximal 30 Jahre wird es dauern, bis alle Daten, also auch die medizinischen Daten offen liegen. Gesundheitsakten können dann bequem wie das Fernsehprogramm gelesen werden. Zu diesem ernüchternden Fazit kommt der Verschlüsselungsexperte Professor Johannes Buchmann in einem Interview mit dem ärztlichen Nachrichtendienst.

„Ich gehe davon aus, dass alle heute genutzten Verschlüsselungsverfahren in den nächsten Jahren und Jahrzehnten geknackt werden.“

Nur neue Verschlüsselungsverfahren, die mit quantenmechanischen Prinzipien arbeiten, hält er für sicher.[112]

30 Jahre hört sich lange an. Ein Elektrogerät, das so lange hält, kauft man gerne. Aber wer heute geboren wird, muss damit rechnen, dass seine Daten in einem Alter offenliegen, in dem er gerade an seiner beruflichen Zukunft arbeitet. Als Linus Yale Junior vor etwa 160

---

112 https://www.aend.de/article/193280?utm_source=Abendnachrichten_2019-01-19&utm_medium=E-Mail&utm_campaign=Politiknachrichten

Jahren das erste Zylinderschloss erfand, schien ein Jahrtausende altes Problem gelöst zu sein. Endlich waren Türen, Schränke, Truhen vor Einbrechern sicher. Yale soll sogar einen hohen Preis für denjenigen ausgelobt haben, der sein Schloss knackt. Zu Lebzeiten konnte er sein Geld behalten – niemand hat es geschafft. Heute dauert es mit einfachsten Werkzeug nicht einmal eine halbe Minute. Die gleiche Zeit braucht das kostenlose Programm „Brute Force", um ein 10stelliges Passwort zu knacken – egal wie viele Sonderzeichen, Großbuchstaben und Zahlen enthalten sind!

Ob quantenmechanische Verschlüsselungsverfahren der Sicherheit letzter Schluss sind, bleibt abzuwarten!

Datensicherheit - eine systematische Analyse der elektronischen Gesundheitskarte

Eine systematische Sicherheitsanalyse der Technischen Universität München[113] bestätigte, dass die elektronische Gesundheitskarte und die dazugehörige Telematik-Infrastruktur in Deutschland ebenfalls nicht sicher vor Störungen, Manipulationen und Angriffen ist. Es wurden sowohl Konnektor, sogenannte Primärsysteme (d.h. Systeme der Arztpraxen oder Kliniken), Kartenterminals als auch bestimmte Prozesse, an denen

[113] Huber, M., Sunyaev, A., & Krcmar, H. (2008). Technische Sicherheitsanalyse der elektronischen Gesundheitskarte.

diese Komponenten beteiligt sind, betrachtet und insgesamt 15 Sicherheitsmängel oder Schwachstellen gefunden. Die Analyse wurde auf theoretischer Ebene durchgeführt, da zu diesem Zeitpunkt aufgrund noch nicht vorhandener Prototypen bzw. der noch nicht vorhandenen TI eine praktische Analyse nicht möglich war. Es wurde also das Sicherheitskonzept der GEMATIK analysiert. Im Folgenden werden nur einige zentrale Ergebnisse vereinfacht dargestellt, um deutlich zu machen, dass obwohl die Bedeutsamkeit der (Daten-)Sicherheit von Telematik-Befürwortern stets sehr betont wird, nicht von einem absolut sicheren System ausgegangen werden kann.

Bei dem IT-Sicherheitskonzept wird bemängelt, dass die GEMATIK unzulässige Annahmen über die Sicherheit der beteiligten Systeme macht: „Da eine 100%ige Sicherheit eines IT-Systems in der Realität nie gewährleistet werden kann, ist die Annahme, dass die Systeme der TI als sicher anzusehen sind, überzogen" (S. 61 der Analyse-Dokumentation). Die Autoren empfehlen hier eine kritischere Betrachtung. Außerdem wird eine häufigere Überprüfung der Mindeststandards (bisher nur ein Mal jährlich) dringend empfohlen.

Zudem wurden mangelnde Sicherheitsvorkehrungen, beispielsweise an der Schnittstelle zwischen Konnektor und den Primärsystemen, als mögliche Angriffspunkte erkannt. Hier liegen vor allem die Schwachstellen, an denen Daten gestohlen und manipuliert werden könnten.

Aber auch unabhängig von Risiken durch Hacker und Malware wurden Mängel im Sicherheitskonzept gefunden. Die Wissenschaftler stellten fest, dass es zum Teil widersprüchliche Anforderungen gab. Dies sollte bei einem Sicherheitskonzept für so sensible Daten nicht auftreten und stellt daher ebenfalls ein bedeutendes Sicherheitsproblem dar. So wurde im Konzept beispielsweise erläutert, dass unter bestimmten Umständen eine vom Versicherten selbst nicht autorisierte Übermittlung medizinischer Daten an die Krankenkassen ermöglicht werden kann (was an sich schon fragwürdig ist). Diese Ausnahme müsse aber den Versicherten klar kommuniziert werden. Es fanden sich jedoch außer den gesetzlichen Grundlagen keine diesbezüglichen, spezifischen Informationen für die Patienten.

Ein weiteres Problem besteht bei eRezepten, die Unklarheit betreffend über mögliche papierbasierte Ersatzverfahren bei Systemausfällen und dem gleichzeitigen Problem von möglichen Mehrfacheinlösungen der Rezepte. Es ist offensichtlich, dass sowohl die fehlende Möglichkeit, ein Rezept einzulösen als auch die mehrfache Ausgabe verschreibungspflichtiger Medikamente Risiken darstellen.

Zwar ist die GEMATIK nach Veröffentlichung dieser Sicherheitsmängel auf einige Punkte in ihrem neuen Konzept eingegangen, jedoch wurden viele Aspekte nicht beachtet[27]. Nach unserer Recherche wurde keine aktuelle systematische Analyse und vor allem keine praktische Sicherheitsanalyse der TI durchgeführt, obwohl dies so kurz vor der angedachten flächendeckenden Einführung eine extrem wichtige Rückmeldung für Behandler und Patienten darstellen würde.[114]

Datenlecks bei der Bundesregierung sind keine „Betriebsunfälle", sondern ein Symptom eines Systemversagens

Die Meinung, dass Datenlecks keine Betriebsunfälle sind, vertritt IT-Experte Felix von Leitner in einem Interview auf Meedia.de:

„Die Politik habe die Probleme mit Datenmissbrauch, die sich nun zeigen, jahrzehntelang selbst herbeigeführt. Politiker, so Fefe [Felix von Leitners Internetname], seien hier nicht die Opfer, sondern die Täter."

Und

[114] Auf unsere konkrete Anfrage an die Gematik im August 2018 zur Serversicherheit wurde erhielten wir keine Auskunft

„Sie suggeriert, sichere Datenhaltung sei grundsätzlich ein gelöstes Problem und jetzt hätte es einen Fehler gegeben. Wenn wir den gefunden haben, ist wieder alles gut. Das Gegenteil ist der Fall. Jede Ebene des Problems ist entweder ungelöst oder wird aktiv in die falsche Richtung optimiert. Wir haben das falsche Ziel vorgegeben, wir erheben sinnlos Daten, wir speichern sie unsicher in der Cloud, und unsere Software ist auch unsicher. Aber auch das greift noch zu kurz. Es sind nicht Fehler in der Umsetzung, es sind Fehler in der Zielsetzung!"[115]

Die Schuld auf Einzeltäter zu verschieben statt Sinnfragen über die Datenspeicherung und sie Risiken des Zugriffs auszusetzen, Fragen nach den Motiven der „Täter" stellen, ist ein politisch ein bewährtes Mittel der Verschiebung und Ablenkung vom eigentlichen: der Pflicht zum Nachdenken über Sinn der Speicherung. Niemand würde wohl auf die Idee kommen, sein Bargeld in einer Garage oder in einem Geräteschuppen aufzubewahren. Da würde jeder den Sinn sofort anzweifeln. Und Wertvolles lieber zur Bank bringen. Mit den Daten gehen wir aber so um. Erst wird gesammelt und

[115]https://meedia.de/2019/01/08/it-blogger-fefe-zum-datenleak-skandal-aus-meiner-sicht-ist-die-politik-nicht-opfer-sondern-taeter/

irgendwo sorglos gespeichert. Und dann suggeriert, die Daten seien sicher.

Solche Ablenkungsmanöver sind ebenso wenig zielführend. Wenn wir alle Einbrecher, die in der Lage sind, Geräteschuppen aufzubrechen, in Gefängnisse eingesperrt haben, werden die Geräteschuppen dadurch nicht automatisch sicherer. Nur am Rande: wie würden Sie Ihrer Versicherung erklären können, warum Sie Ihren Schmuck oder andere Wertgegenstände im Schuppen aufbewahren? Eine Obliegenheitsverletzung und grobe Fahrlässigkeit würde man Ihnen –zu Recht- vorwerfen. Und für den Schaden müßten Sie die Verantwortung übernehmen. Den Einbrechern oder den Herstellern von Türschlössern für Geräteschuppen Vorwürfe zu machen, ist ebenso ein Ablenkungsmanöver. „Sie laden die Einbrecher doch gerade zu ein“ müssten Sie sich vom ermittelnden Kommissar sicherlich –auch zu Recht- anhören. Wenn Sie Ihre Brieftasche, Ihr Smartphone oder Ihr Notebook im Auto sichtbar liegen lassen, könnten Sie auch die Schuld nicht auf die Autohersteller verschieben und von denen sicherere Türen verlangen. Oder?

E-Health-Apps: die elektronische Gesundheitsakte auf dem Smartphone

Stolz präsentierte die Techniker Krankenkasse im April 2018 als erste deutsche Krankenversicherung ihr Modell der elektronischen Patientenakte. Die Technikerkrankenkasse setze dabei auf eine Versichertenakte, die bereits auf Ihrem Server gespeichert ist und vom Patienten mithilfe einer App über sein Smartphone erreicht werden kann. Ob man den Versicherten entgegenkommen wollte oder ob die Techniker Krankenkasse es leid war, weiter auf die seit 15 Jahren stagnierende Entwicklung der Telematik zu warten, ist nicht klar.

Das Unternehmen Bitmarc legte zwei Monate später mit der App „Vivy" nach. Versicherte der DAK, IKK classic und IKK Südwest, einiger Betriebskrankenkassen sowie der privaten Versicherungen Allianz und Barmenia können die elektronische Gesundheitsakte (eGA) „Vivy" nutzen.

Im September kam Vivy auf den Markt. Die 5 € monatliche Nutzungsgebühren spendierten die Versicherungen ihren Versicherten. Ein Tag später veröffentlich der Sicherheitsexperte Mike Kuketz datenschutzrechtliche Bedenken. Er hatte sich die App angeschaut und festgestellt, dass sensible Daten an ausländische

Server gesendet und dort ausgewertet wurden.[116]

Ein Monat später veröffentlichte das Schweizer Sicherheitsunternehmen Modzero einen großen Mängelbericht.[117]

Den Modzero-Sicherheitsexperten Thorsten Schröder und Martin Tschirsich gelang es nachzuweisen, dass die Gesundheitsakten für versierte Hacker leicht zu öffnen sind. Die ernüchternden Ergebnisse präsentierte Tschirsich auch auf dem 35. Chaos Communication Congress –kurz 35C3- 2018 in Leipzig.[118]

Daten(un-)sicherheit von Gesundheits-Programmen auf dem Smartphone (Gesundheits-Apps)

Wie zuvor erwähnt, sieht Gesundheitsminister Spahn die große Zukunft der digitalisierten Medizin in Gesundheits-Apps. Apps bzw. Smartphones und Tablets bieten jedoch viele mögliche Angriffspunkte durch offene Schnittstellen. Natürlich beteuern die Betreiber der Apps, dass die Datensicherheit allerhöchste Priorität hat. So auch die Macher der „Vivy"-App, die bereits auf dem

---

[116] https://www.kuketz-blog.de/gesundheits-app-vivy-datenschutz-bruchlandung/

[117] https://www.modzero.ch/static/vivy-app-security-final.pdf

[118]https://mirror.eu.oneandone.net/projects/media.ccc.de/congress/2018/h264-hd/35c3-9992-deu-eng-fra-All_Your_Gesundheitsakten_Are_Belong_To_Us_hd.mp4

Markt ist[119]. Zur Erinnerung: es könnten bereits 13,5 Millionen Versicherte durch diese App Zugriff auf ihre Gesundheitsdaten bekommen.

Der Experte für IT-Sicherheit Mark Kuketz hat eine Sicherheitsanalyse der Vivy-App veröffentlicht[120]. Allein beim Start der App wurden Daten an fünf verschiedene sog. Tracking-Dienste, das sind Unternehmen, die mit „getrackten", sprich „verfolgten" Daten Geschäfte machen, übermittelt und das auch außerhalb der EU mit ihren strengen Datenschutzvorschriften. Dabei werden diverse Daten an diese Dienste weitergegeben, so zum Beispiel die sog. IP-Adresse des Versicherten. Mit der IP-Adresse ist eine Rückverfolgung des Benutzers möglich und die Daten können mit anderen Daten verknüpft werden können, die ebenfalls durch Apps auf demselben Gerät gesammelt wurden.[121] Welche Daten genau übermittelt werden, ist nicht vollständig nachzuvollziehen. Dies geschieht bereits bevor der Nutzer seine Zustimmung zu den Datenschutzerklärungen gegeben hat. Aber auch die Datenschutzerklärungen lassen immer noch nicht darauf schließen, welche Daten genau an die Tracking-Dienste weitergegeben werden. Nach

---

119 https://www.vivy.com/

120 https://www.kuketz-blog.de/gesundheits-app-vivy-datenschutz-bruchlandung/

121 https://gi.de/meldung/voellig-unsichere-gesundheits-apps/

dem Präsidiumsarbeitskreis „Datenschutz und IT-Sicherheit" der Gesellschaft für Informatik e.V. (GI)[122] ist dadurch eine Profilbildung möglich, das heißt, dass die durch die App übermittelten Daten mit der Identität des Nutzers und beispielsweise seinem Surf- und Einkaufsverhalten verknüpft werden.

Kuketz' Fazit ist dementsprechend negativ: „Danke nein, dürft ihr behalten". Er rät Versicherten dringend von der Nutzung der App ab. Und auch der Arbeitskreis für Datenschutz und IT-Sicherheit schlussfolgert: „Durch die Gesundheits-Apps entstehen insgesamt für die höchst schützenswerten medizinischen Daten der Versicherten **unkalkulierbare Risiken,** weil Handys und Tablets grundsätzlich nur ein geringes Sicherheitsniveau erlauben."

---

[122] https://gi.de/meldung/voellig-unsichere-gesundheits-apps/

Weitere Risiken mit weitreichenden oder unabsehbaren Folgen

Die Eingriffsmöglichkeiten von Krankenkassen

Eine große Befürchtung vieler Behandler ist, dass die Krankenversicherungen auf die Daten des Patienten und gleichzeitig auf die Daten des Behandlers zugreifen könnten. Über die Telematik-Anbindung könnten die Daten der Patienten sowie die ärztlichen Leistungen bereits behandlerbezogen an die Krankenkassen übermittelt werden.

Dadurch würde der Patient nicht nur gegenüber der Krankenversicherung gläsern, der Behandler wäre einer ständigen Online-Kontrolle ausgesetzt. Natürlich könnte man argumentieren, die Krankenkassen haben doch schon alle Diagnosen, Medikamente und Behandlungsmethoden. Das stimmt! Aber, sie haben bisher noch keinen Einblick in die Krankenakten. Bekommen Krankenkassen diesen Einblick, können sie den Ärzten und Behandlern quasi „über die Schulter" gucken. Spezielle Algorithmen können Risikopatienten berechnen und bereits auf dem Weg der künstlichen Intelligenz Behandlungsmethoden ausschließen. In unserem Fall könnten Patienten als therapieresistent „erkannt" werden und von jeder weiteren Behandlung ausgeschlossen werden.

Die Gefahren von Algorithmen – alle Daten können und werden gegen Sie verwendet werden

Das Sammeln von Daten macht nur dann „Sinn", wenn Sie „ausgewertet" werden. Algorithmen sind laut Wikipedia eine „eindeutige Handlungsvorschrift zur Lösung eines Problems oder einer Klasse von Problemen. Algorithmen bestehen aus endlich vielen, wohl definierten Einzelschritten. Damit können sie zur Ausführung in ein Computerprogramm implementiert, aber auch in menschlicher Sprache formuliert werden. Bei der Problemlösung wird eine bestimmte Eingabe in eine bestimmte Ausgabe überführt".

Eine Klausur, ein Intelligenz- oder Persönlichkeitstest wäre ohne einen Algorithmus undenkbar. Anhand von vorgegebenen Kriterien werden bestimmte Ergebnisse generiert. Dies ist bei einer Mathematik-Arbeit sicherlich noch relativ einfach, bei einem Intelligenztest schon komplexer und bei einem Persönlichkeitstest sicherlich noch wesentlich komplexer. Am Ende wird entschieden, ob jemand bestanden hat oder durchgefallen ist, ob er einen bestimmten IQ hat oder ob er eine neurotische Persönlichkeit ist. Im letzteren Beispiel werden schon die Gefahren deutlich: Hier wird etwas festgelegt, was vielleicht gar nicht so ist. Natürlich würden wir als ordentlich arbeitende Psychotherapeuten uns auf unseren persönlichen Eindruck vom Patienten oder auch vielleicht weitere Tests verlassen, bevor wir nur anhand des Ergebnisses eines Tests ein solches Urteil fällen. Ein bekanntes Beispiel solcher Negativauswirkungen haben Scores bei der Kreditvergabe. Wirtschaftsauskunfteien, wie die SCHUFA, entscheiden letztlich darüber, ob jemand einen Kredit bekommt oder auch bei der Vergabe einer Wohnung abgelehnt wird. Das kann fatale Folgen haben. Wir haben hierzu einige Dokumentationen von Sendungen auf 3-Sat, unter anderem eine Diskussion bei Scobel gefunden, die die Risiken aufzeigen.

Warum beschäftigen wir und damit? Nun, sobald die Patientendaten nicht nur zentral gespeichert werden, sondern, wenn sämtliche Behandlungsdaten eines Patienten zusammengefasst werden, kann ein Patient anhand bestimmter Algorithmen Risikoklassen zugeordnet werden. So bietet die Techniker- Krankenkasse als erste Versicherung ihren Patienten einen Diagnose-Algorithmus an. Das hört sich zunächst sehr patientenfreundlich an. Der Patient gibt seine Symptome – in der APP ADA – ein und erhält Hinweise auf mögliche Krankheiten. Hiermit geht er zu seinem Arzt und hat bereits ein Vorwissen. Sehen wir einmal davon ab, dass viele Ärzte über solche Vordiagnosen häufig nicht erfreut sind, müssen wir uns trotzdem fragen: WER sieht diese Daten außerdem noch? Liest die Techniker-Krankenkasse mit und speichert die Symptome? Erstellt sie daraus Risikoprofile für einzelne Patienten? Auch wenn dies derzeit noch nicht gemacht wird oder auch nicht geplant ist, möglich ist es! Betrachten wir den Hintergrund des Angebotes etwas näher: Warum bietet eine Krankenkasse solche Selbstdiagnosesysteme an? Gibt es im Internet nicht genügend solcher Systeme, wie zum Beispiel, net-doktor.de, bei denen die Patienten so etwas anonym eingeben können? Abgesehen davon, dass Patienten hier ihre Daten freiwillig eingeben, könnte dies auch ein Test für künftige Algorithmen sein. Der Arzt gibt seine erfassten Befunde, Laborwerte, Diagnosen, Therapie- und Medikationspläne sowie die Behandlungsverläufe und Ergebnisse wie gehabt in die Akte ein. Bisher erfährt die Krankenkasse nur die Diagnose und die Behandlungspläne. Über die Telematik hätte sie die Möglichkeit „tiefere Einblicke" in die Behandlung einzelner Patienten zu nehmen. Und hier kommen die Algorithmen ins Spiel. Anhand von Erfahrungswerten und Forschungsergebnissen können Algorithmen ähnlich wie die Algorithmen einer Mathematikarbeit oder eines Intelligenztestes geeicht werden, mit den Ergebnissen anderer Behandler korreliert werden und so ein Gesundheitsprofil des Patienten erstellt werden, ohne dass dieser davon etwas weiß oder merkt. Der Gesetzgeber verbietet (noch) Risikozuschläge zu den gesetzlichen Beiträgen zu erheben. Aber solche Ergebnisse könnten zum Beispiel dem medizinischen Dienst vorgelegt werden, wenn die Krankenkasse Zweifel am Sinn einer beantragten Behandlungsmaßnahme hat und diese dann aus ihrer Sicht verständlich ablehnt oder eine bereits laufende Behandlung unterbricht, weil sie laut Algorithmus keinen Erfolg mehr haben wird. Abgesehen davon, dass der Patient dann gesundheitlich entmündigt wird, wird auch der Wert des ärztlichen Urteils, das nicht nur aus mathematischen Algorithmen, sondern auch aus „Erfahrungsalgorithmen" besteht, komplett entwertet. Der Arzt wird für die Krankenkassen lediglich zum Datenerfasser, Computerprogramme legen im schlimmsten Fall Behandlungs- und Medikationspläne fest.

Die Techniker Krankenkasse bietet jetzt schon Versicherten Diagnose-Algorithmus an, der helfen soll, die eigene Gesundheit selbst einzuschätzen. Ebenso leicht kann dieser Algorithmus von „der anderen Seite" verwendet werden, um das potentielle Risiko eines versicherten abzuschätzen.[123]

Wollen wir eine solche Zukunft?[124]

Es gibt zwei gute Fernseh-Dokumentationen über die Macht der Algorithmen, die in der Mediathek der Sender abgerufen werden können:

---

123 https://www.aend.de/article/192183

124 https://de.wikipedia.org/wiki/Algorithmus

Unheimliche Macht - Wie Algorithmen unser Leben bestimmen[125]

Das Ende des Zufalls - Die Macht der Algorithmen[126]

Über die Gefahren von Expertensystemen

Über die Vorteile von Expertensystemen haben wir bereits an früherer Stelle geschrieben. Der Mitautor Dieter Adler war auch an der Entwicklung und Erprobung eines solchen Systems beteiligt. Trotzdem sind ein paar weitere, kritische Worte über Expertensysteme wichtig.

Exkurs: Wie Zweifel an einem Expertensystemen die Welt retten können

Zur Veranschaulichung, wie sehr sich Expertensysteme irren können und welche Folgen daraus entstehen können, wollen wir hier in Form einer Erzählung die wahre Begebenheit wiedergeben, die die gesamte Menschheit nur wenige Sekunden von ihrem Untergang trennte. Wir erlauben uns daher hier die Geschichte einer Beinahe-Katastrophe zu erzählen:

---

[125] https://www.zdf.de/dokumentation/unheimliche-macht---wie-algorithmen-unser-leben-bestimmen-102.html

[126] http://www.3sat.de/mediathek/?mode=play&obj=71022

Die Nacht über Serpurchow in Russland war am 26. September 1983 sternenklar, als Oberstleutnant Stanislaw Jewgrafowitsch Petrow seinen Dienst um 20:00 in der geheimen Kommandozentrale der sowjetischen Satellitenüberwachung begann. Es würde ein langweiliger Dienst werden. Wie jeder dieser Dienste. Dass Stanislaw Jewgrafowitsch Petrow heute Nacht das Schicksal der Menschheit in seinen Händen halten würde, wusste in dem Moment, als er die angerostete Tür der Satellitenüberwachungsstation mit ganzer Kraft aufzog, nicht. Ein Dienst wie jeder andere auch. Sinnloses Zeit totschlagen. So spannend wie der Farbe beim Trocknen zuzusehen. Man saß mit einem Kollegen im Untergeschoss der Überwachungsstation an einem Pult. Und redete über dies und das, rauchte ab und an eine Zigarette oder trank einen Tee, der aus dem Samowar in der Teeküche herrlich duftete. Irgendwie schlug man aber nur die Zeit tot. Auch wenn in den Medien immer wieder die Aggressivität des imperialistischen Lieblingsfeindes propagiert wurde – so recht glaubte hier zehn Meter unter der Erde keiner ernsthaft daran. Oft stellte man sich die „Yankees" auf der anderen Seite des Ozeans in ihren Überwachungsstationen vor und mutmaßte, dass sie sich vermutlich genau so langweilen würden.

Aber die, so war man sich einig, hatten 90 Fernsehsender – hier im kalten Serpurchow war Fernsehen verboten. Und vermutlich funktionieren die Anlagen besser als hier – wie alles in Amerika. Was man damals natürlich nur sagen durfte, wenn man unter sich war. So waren solche Gespräche die einzige Abwechslung in der Öde der Überwachungsdienste. Häufig unterbrochen durch Fehlalarme. Weil mal wieder eine Sicherung ausgefallen war. Denn man konnte immer auf die fußballfeldgroße Monitorwand sehen, um sich zu vergewissern, dass es ein Fehlalarm war. Bei einem wirklichen Raketenstart der Yankees würden die Flugbahnen der Raketen rot abgezeichnet werden. Meist musste nur eine Sicherung ausgetauscht werden, dann schlurfte der Unteroffizier gemütlich in den Lagerraum, um eine Ersatzsicherung zu holen. Manchmal reichte es auch aus, mit der Faust einmal energisch auf das Schaltpult zu hauen. Russische Improvisations-Wartung. Petrow war es schon gar nicht mehr bewusst, dass er der verantwortliche Offizier war. Der Mann, der den roten Knopf drücken durfte. Durfte? Darüber wollte er nicht nachdenken.

Denn er dachte dabei an den Yankee-Kollegen auf der anderen Seite, dachte an seinen Sohn Dmritij und dass der Kollege auf der anderen Seite vermutlich auch einen Sohn hatte, der vielleicht John oder Paul heißt. Nein, solche Gedanken musste der Oberstleutnant Petrow immer sofort aus seinem Kopf verbannen. Am besten gar nicht mehr an die todbringenden Raketen denken. Es wird eh nichts passieren. Und die Alarme waren alle Fehlalarme – dank der schlechten russischen Technik. Das hatte dann doch auch sein gutes.

Kurz nach Mitternacht holte er sich eine Tasse Tee aus der Teeküche, ließ sich in seinen Stuhl vor dem Schaltpult fallen. In aller Seelenruhe schaufelte er ein paar Löffel Zucker in den Tee, rührte ihn zweimal um und zog eine Zigarette aus der Packung auf dem Tisch. Gerade als er das Feuerzeug in die Hand genommen hatte, heulte die Hauptsirene los. Die Beleuchtung der Schaltzentrale wurde augenblicklich auf Rotlicht umgestellt. Das war ein Teil des automatischen Protokolls. Auch die roten Warnlampen blinkten bedrohlich im Takt. „Zapusk" – Abschuss stand in kyrillischer Schrift groß auf dem Bildschirm, leuchtete dreimal rot auf und verschwand. Dann leuchteten drei rote Punkte irgendwo auf der Landkarte in Amerika auf. Petrow hatte das Gefühl, als hätte ihm jemand den Stuhl unter dem Hintern weggezogen. Und er hatte nicht den Nerv, zu prüfen, in welcher Stadt die Raketen gestartet waren. Denn in der gleichen Sekunde erschienen an den roten Punkten drei rote Streifen, die sich in Richtung Russland zogen. Die restliche Flugbahn der drei Raketen war auf dem Bildschirm als grauer Streifen markiert. Das Ende der drei Bahnen lag in der Nähe von Moskau. Noch sechs Minuten, zuckte es ihm durch den Kopf. Verdammte sechs Minuten. Und um die Uhrzeit war niemand im Verteidigungsministerium zu erreichen. Petrow wusste, dass er alleine war. Wusste, dass er die Entscheidung treffen musste. Der kleine Bildschirm rechts neben ihm hatte sich automatisch eingeschaltet. „Protokol" leuchtete in kyrillischer Schrift auf. Er musste nicht überlegen, was zu tun war, der kleine Bildschirm neben ihm schrieb es ihm vor.

Er war an das Expertensystem im Kreml angeschlossen. Jetzt war alles ganz einfach. Ein Abfolge von Schaltern betätigen und dann die beiden Schlüssel in die Startvorrichtung stecken. Zwei Schlüssel waren erforderlich. Einen hatte der Oberstleutnant Petrow, den anderen sein Unteroffizier. Beide mussten ihn an einer Kette um den Hals tragen. Damit man ihn nicht versehentlich verlegen konnte. Drei Minuten waren vergangen, zeigte die ablaufende Digitaluhr an der großen Leinwand an, die wie die Uhren an Zeitbomben in Spielfilmen an den Nerven zerren. Stanislaw Jewgrafowitsch Petrow riss die Kette ab. Es war ohnehin egal, in wenigen Minuten liegt eh alles in Schutt und Asche. Der Unteroffizier starrte ihn ohnmächtig, hilflos flehend an, riss trotzdem die Kette um seinen Hals ab. Beide steckten ihren Schlüssel ins Schloss am Schaltpult. Beide mussten ihn zeitgleich nach rechts drehen. Wieder schaute ihn der Unteroffizier flehend an. Stanislaw Jewgrafowitsch Petrow nickte kurz, tat so, als hätte er sich unter Kontrolle. In seinem Brustkorb hämmerte sein Herz, als wollte es sich einen Weg nach außen bahnen, als wollte es von innen seinen

Verstand hämmern. Nur mit Mühe konnte er sein Zittern unterdrücken. Nach dem beide den Schlüssel umgedreht hatten, wurde ihm speiübel. Dem Unteroffizier auch. Er verlor die Kontrolle über seinen Mageninhalt und erbrach sich neben das Pult.

Die Raketen der Yankees zogen bedrohlich ihre Bahn auf dem Bildschirm, kamen immer näher. Doch statt Panik verspürte Petrow plötzlich eine innere Ruhe und dann eine zunehmende Klarheit. Zwei Minuten würde es dauern, bis die russischen Raketen aufgetankt und startklar waren. Dann musste er nur noch auf den roten Plastikknopf vor ihm drücken. Und alles wäre erledigt. Stanislaw Jewgrafowitsch Petrow war jetzt die Ruhe selbst. Er begann zu denken. Waren nicht erst neulich Friedensverhandlungen? Gab es irgendwelche Anzeichen einer Mobilmachung in den USA? Das hätte der KGB doch wissen müssen? War es ein Fehlstart bei den Amis? Ein wahnsinnig gewordener General, der eigenmächtig den Krieg beginnen wollte? Ronald Reagan war eigentlich doch kein Cowboy, kein John Wayne. Eigentlich ein bisschen wie Breschnew: eitel und selbstgefällig. Und Andropow war ein Depp, ein typischer dummer Politfunktionär, der nur wild mit dem Säbel rasseln konnte, aber eigentlich ein entscheidungsunfähiger Feigling war, dachte Petrow. Was war das für ein Blödsinn, dachte er weiter. Drei Raketen? Wieso nur drei. Wenn, dann hätten die doch alles abfeuert. So wie wir es tun werden.

Nein, „werden" dachte er in diesem Moment schon nicht mehr. Er dachte ganz klar und laut „würden". Das macht alles keinen Sinn. Kompletter Blödsinn. Drei Raketen. Petrow musste in dem Moment innerlich lachen, als wäre er einem Scherz erlegen, den er in diesem Moment entlarvt hatte. Der Unteroffizier war irritiert über das immer breiter werdende Lächeln auf dem Gesicht seines Vorgesetzten. Der entsetzte Blick des Unteroffiziers verriet, dass er wohl gedacht haben muss, ob der Oberstleutnant jetzt wohl wahnsinnig geworden ist oder sadistisch mit Genuss die Vernichtung der Welt auskosten wollte. Der Blick des Unteroffiziers glitt zu dem roten Knopf, den er wie hypnotisiert anstarrte. Das Symbol zum Öffnen der Höllentür, zum Ausleeren des letzten Restes aus Pandoras Büchse. Petrow griff erneut nach einer Zigarette und zündete sie an. Diesmal heulte eine andere Sirene auf, als sich die Flamme an der Zigarette in Glut gewandelt hatte. „Gotovyy" – bereit, zeigte das Expertensystem an. Und „empfahl" oder besser gesagt befahl: „Zazhiganiye" – Zündung. Ein kurzer energischer Druck auf den roten Knopf. Die Arbeit wäre erledigt, die Menschheit Geschichte. „Njet" sagte Stanislaw Jewgrafowitsch Petrow deutlich. Und nochmals „njet". Und zum Erstaunen des Unteroffziers schaltete er die beiden Notschalter auf „Aus" und beendete das

Protokoll. Der Unteroffizier starrte ihn ungläubig an und schluchzte „a patchimu"- warum?

Sein Finger zeigte auf die Bildschirmwand an der die drei Raketen immer noch unterwegs waren und Russland jetzt bedrohlich nah kamen. Noch 50 Sekunden zeigte die Uhr an. „Zu spät, um das Protokoll erneut zu starten" dachte der Unteroffzier. Beide Männer starrten gebannt auf die Leinwand. Der Unteroffizier starr vor Angst, dem Tod ins Auge blickend, sich fragend, ob man etwas spüren würde, wenn der Körper von der Druckwelle zerschmettert oder von der Feuerwalze pulverisiert würde. Oberstleutnant Petrow im Gegensatz dazu völlig gelassen. Doch ein bisschen ängstlich, aber eigentlich ganz sicher, dass er Recht hatte, dass er schlauer war als dieses blöde Expertensystem und nicht darauf reingefallen war. Und ein bisschen erwartete er auch einen innerlichen Triumph. Ein 44-jähriger Mensch gegen einen 44 Millionen Rubel teuren Computer. Programmiert von den besten Experten Russlands - Professoren -, und er als vergleichsweise einfacher Oberstleutnant bot diesen Experten die Stirn. Ein Sieg des Menschen über die Technik, dachte er in diesem Moment. Die Uhr zählte weiter. Noch vier, drei. Der Unteroffizier hielt sich instinktiv an seinem Sessel fest. Auch wenn das natürlich nichts bringen würde. Seine Finger krallten sich in die Sessellehnen, als wollte er Wasser aus ihnen herauspressen. Und er wartete auf den dumpfen Aufschlag, denn die Erde würde beben, sehr beben, auch wenn die Sprengköpfe hunderte von Kilometern weit entfernt einschlugen. Während Stanislaw Jewgrafowitsch Petrow das „Ende der Welt" mit genüsslich entspannten, tiefen Zügen an seiner Zigarette erwartete. Null. Nichts passierte. Der Unteroffizier sah mit aufgerissenen Augen auf den Bildschirm. Sah die drei roten Punkte auf dem Monitor, die die Einschlagregionen kennzeichneten. Totenstille. Dann hörte er das Pochen. Ein lautes Pochen. Das immer lauter wurde. Es kam aus seiner linken Brust. Er hörte seinen eigenen Herzschlag. Konnte kaum glauben, dass er noch lebte.

Sah dann seinen Vorgesetzten wieder ungläubig an, als wollte er fragen: „Woher hast Du, Oberstleutnant Stanislaw Jewgrafowitsch Petrow, das gewusst?"

Erst viel später wurde ihm klar, dass er sein Leben, das Leben seiner Frau, seiner Kinder seiner Mutter, seiner „Babuschka", der geliebten Großmutter und das Leben seiner Cousins und Cousinen, Onkel und Tanten, Großtanten, ja aller Landsleute nur der Tatsache zu verdanken hatte, dass dieser Stanislaw Jewgrafowitsch Petrow nicht blind dem Expertensystem vertraut hat. Und eine eigene Entscheidung getroffen hat.

Später hat sich herausgestellt, dass der Überwachungssatellit drei gleichzeitige Blitze eines Gewitters, „zufällig" auch noch über dem amerikanischen Raketensilo, für Zündungsblitze von drei Raketen gehalten hat. Gewitter „kannte" das Expertensystem eben nicht. Blitz ist Blitz, ist Zündungsblitz. Vor allem, wenn er genau über dem Silo erfolgt. Ach, noch etwas: Wegen der Bewölkung konnte der Satellit nicht „sehen", dass die Silotüren der Raketenbatterie noch geschlossen waren. „Silotüren nicht sichtbar und Zündungsblitz" wurde im Expertenalgorithmus zu „Raketenstart". Der offensichtliche Fehler zweiter Art, wie er beim Hypothesentest in der mathematischen Statistik genannt wird, wurde vom Programm einfach ignoriert. Ein kleiner Programmierfehler in einem System, das über das Schicksal der Menschheit entscheidet. Was wäre gewesen, wenn nicht Stanislaw Jewgrafowitsch Petrow Dienst gehabt hätte, sondern ... nein, das wollen wir nicht zu Ende denken - sollten es aber tun!

Zukunftsgefahren der Telematik

Ein Horrorszenario für Arbeitnehmer wäre eine Lockerung der gesetzlichen Vorgaben, sodass Arbeitgeber Einblick in die Patientendaten ihrer (potenziellen) Angestellten bekommen. In den USA hat es bereits vor Jahren solche Gesetzes-Lockerungen gegeben, nachdem zunächst auch dort die Weitergabe der Gesundheitsdaten an Arbeitgeber verboten war. „Routinemäßige Verwendungen" der Daten bedürfen hier nicht mehr der Zustimmung oder Benachrichtigung der Patienten, wodurch diese häufig Arbeitgebern oder Finanzdienstleistern zugänglich sind[127].

Also auch denkbar, dass in Deutschland Personen, die für das Unternehmen ein „Risiko" darstellen beispielsweise aufgrund einer psychischen, chronischen oder stigmatisierenden Erkrankung unter Angabe falscher Gründe gekündigt bzw. gar nicht erst eingestellt werden. Den Patienten wird so wegen eines höheren Risikos von Ausfallzeiten oder vorurteilsbehafteten Krankheitsvorstellungen die Möglichkeit genommen zu arbeiten. All das wäre durch nur noch einen Mausklick möglich. Und es gibt jetzt schon Stimmen, die dafür plädieren, dass die Daten grundsätzlich weitergegeben

---

[127] https://patientenrechte-datenschutz.de/2015/06/11/zweckbindung-von-patientendaten-fantasie-und-wirklichkeit/

werden dürfen - außer der Patient spricht sich ausdrücklich dagegen aus.[128]

Ein beachtliches Problem würde die Offenheit dieser Daten mit sich bringen, wenn dadurch z.B. Strafverfolgungsbehörden ein leichter Zugang ermöglicht würde. Jemand, der sehr verantwortungs-bewusst gehandelt hat, in dem er mit seinen pädophilen Wünschen oder Aggressionsproblemen einen Psychotherapeuten aufgesucht hat, würde einen potenziellen Straftäter darstellen und von den Behörden strenger beobachtet werden. Diese angebliche „Täterprophylaxe" würde nicht einer Eindämmung von Straftaten führen. Menschen mit entsprechenden Neigungen würden vermutlich aufgrund fehlenden Vertrauens zur Datensicherheit keinen Therapeuten mehr aufsuchen und hätten unbehandelt ein größeres Risiko, tatsächlich eine Straftat zu begehen. Diese Offenheit des Gesundheitssystems gegenüber den Strafverfolgungs-behörden ist in Großbritannien bereits ein großes Thema.[129] [130]

---

[128] https://patientenrechte-datenschutz.de/2015/06/11/zweckbindung-von-patientendaten-fantasie-und-wirklichkeit/).

[129] https://www.zeit.de/digital/datenschutz/2014-04/big-data-gesundheitswesen-nhs

[130] https://www.heise.de/tp/features/Mutter-aller-Datenbanken-3408712.html

Auch diese Zukunftsgefahr ist keineswegs an den Haaren herbei gezogen. Das britische Telematik-Projekt NpFIT („National Programme for IT") bekam Anfang der 2000er von Privacy International den „Big Brother"-Award verliehen, einen Preis der für besonders verantwortungslosen Umgang mit privaten Daten verliehen wird.[131] Obwohl das Projekt vor einigen Jahren als gescheitert erklärt wurde,[132] sind ähnliche Tendenzen weiterhin zu beobachten.[133] Die Angst, dass auch Deutschland durch die allzu großzügige Freigabe der Patientendaten zum Überwachungsstaat mutiert, ist nachvollziehbar.

Generell ist zu befürchten, dass in einigen Jahren nicht mehr nur im sog. Darknet Patientendaten zu Hauf kursieren, sondern sich eine Art „Gesundheitsgoogle" entwickelt, in dem auch das nicht typisch kriminelle Klientel leichten Zugang zu den Daten bekommt. Bekanntlich informieren sich Personalverantwortliche in Firmen schon jetzt über Google und die sozialen Medien wie Facebook, Youtube & Co., welche Spuren Bewerber und Mitarbeiter dort hinterlassen haben.

---

[131] https://www.heise.de/tp/features/Mutter-aller-Datenbanken-3408712.html

[132] http://digitalhealthage.com/digital-health-lessons-npfit/

[133] https://www.heise.de/tp/features/Mutter-aller-Datenbanken-3408712.html

Widerstand gegen die Telematik

Widerstand der Ärzte, Zahnärzte und Psychotherapeuten gegen die Telematik

Viele Ärzte stehen der Telematik kritisch gegenüber. Sie befürchten vor allem, dass die Vertraulichkeit der Gesundheitsdaten gefährdet ist. Deshalb zögerten viel Praxen mit dem Anschluss an die Telematik-Infrastruktur. Im August 2018 waren in Baden Würtemberg gerade einmal 12 % aller Praxen angeschlossen. Bundesweit, so unsere Schätzung, waren es 23% der Praxen, die Ende 2018 an die Telematik angeschlossen waren.

In einer Umfrage von uns war die Hauptbefürchtung die Verletzung des Gesundheitsgeheimnis. Knapp 60% der Behandler befürchteten, dass der Arzt-Patient-Kontakt durch eine weitere technische Hürde distanzierter würde. Etwa 54% der Teilnehmer kritisierten, dass der Kontakt zu anderen Behandlern abnimmt - aber gerade das kurze Gespräch über den Befund oder den Patienten bringe oft weitere wichtige Erkenntnisse, die nicht im Befund selbst stehen.

Weiterhin wurden noch andere Gründe genannt:

- Das Vertrauen der Patienten in die Behandler könnte gefährdet werden. Ich gehe davon aus, dass sich der einzelne ggf. sehr gut überlegt was er noch Preis gibt.
- sehe keine Effizienz für meine Psychotherapeutische Arbeit - mehr Reibungsverluste durch Standardisierung, Kontrolle - Fehlersuche etc. - lauter Unerfreulichkeiten, die mir die Arbeit mit Patienten nicht erleichtern.
- Patienten, die über die Telematik informiert sind, könnten sich aus Angst vor der Verfügbarkeit ihrer Diagnosen gegen eine psychotherapeutische Behandlung entschließen.
- Ich würde gegen den ausdrücklichen der Mehrheit meiner Patienten handeln, und wenn ich nur auch nur das Vertrauen einer Minderheit auf das Spiel setzen wollte, hätte ich doch für Alle das Vertrauen verspielt.
- Die Patientenaufklärung wird unter dem ganzen bisherigen Datenmüll untergehen.
- Hemmung bei der Stellung bzw. Eingabe "schwerwiegender", d.h. potentiell stigmatisierender Diagnosen; Gefährdung des Vertrauensverhältnisses zwischen Patient und Psychotherapeut.[134]

[134] https://www.umfrageonline.com/results/df70ef2-b908958

Dass nur ca. 20 der Praxen bis jetzt an die TI angeschlossen sind (in Baden-Württemberg sind es sogar nur 12%, Stand August 2018[135]), lässt erkennen, dass die flächendeckende TI unmöglich bis zum 01.07.2019 umzusetzen ist. Viel wichtiger: Offenbar hat ein Großteil der Behandler ernste Bedenken gegenüber dem Projekt in der beabsichtigten Form (einige dieser Bedenken werden wir in den kommenden Kapiteln noch einmal ausführlich erklären).

So wird im Beschlussprotokoll des Deutschen Ärztetages[136] im Mai 2018 gefordert, die verpflichtende Anbindung an die Telematik auszusetzen. Dort werden folgende Gründe aufgezählt:

- Wiederholte und/oder dauerhafte Systemausfälle, Gesundheitskarten können mitunter nicht eingelesen werden, Praxisabläufe werden behindert
- Industrie kann absehbar bis Ende 2018 weder eine zuverlässige Funktionsfähigkeit gewährleisten, noch alle potenziellen Teilnehmer anschließen

---

[135] https://www.stuttgarter-zeitung.de/inhalt.trotz-strafandrohung-fast-90-prozent-der-praxen-noch-nicht-am-gesundheitsnetz.47999098-2b08-482f-a162-f24eb8e5112c.html

[136] http://www.bundesaerztekammer.de/aerztetag/121-deutscher-aerztetag-2018/beschlussprotokoll/

- Die Finanzierung der Installation ist nicht gesichert, für Kliniken gibt es bis heute keine Finanzierungsvereinbarung
- Marktmonopol bei den Konnektor-Anbietern
- Praxistauglichkeit der TI nicht ausreichend nachgewiesen
- Erhebliche Zweifel, dass das jetzt konzipierte Modell mit der EU-Datenschutz-Grundverordnung (EU-DSGVO) konform ist

Inzwischen gibt es Petitionen, die sich gegen die Telematik und die elektronische Gesundheitskarte z.B. mit dem Titel „Keine gläsernen Patienten - keine Telematik in der Psychotherapie" gegen die Telematik aussprechen. Bisher gibt es mehr als 10.000 Unterzeichner.[137]

Unter dem Motto "Stoppt die eCard!" wird von einem breiten Bündnis von Bürgerrechtsorganisationen, Datenschützern, Patienten und Ärzteverbänden die Einführung der elektronischen Gesundheitskarte kritisiert138und gefordert, dass das Großprojekt gestoppt

---

137 https://secure.avaaz.org/de/petition/An_die_Bundesbeauftragte_fuer_den_Datenschutz_Frau_Andrea_Vosshoff_Keine_glaesernen_Patienten_keine_Telematik_in_der_Psy/

138 https://www.stoppt-die-e-card.de

werden soll139. Außerdem klären sie auf ihrer Internetseite www.stoppt-die-e-card.de Patienten über die Gesundheitskarte auf[140]. Bis Oktober 2018 waren bereits rund 800.000 Unterschriften gegen die elektronische Gesundheitskarte gesammelt worden.[141]

Der Verein „Patientenrechte und Datenschutz e.V." entstand 2016 aus einem Zusammenschluss zweier Initiativen mit ähnlichen Zielsetzungen. Es handelt sich um Mitglieder gesetzlicher Krankenkassen, die aufgrund des Datenschutzes Kritik an der Telematik üben und fordern, dass die Telematik-Infrastruktur gestoppt wird[142].

Auf der Seite www.freiheit-fuer-ein-prozent.de werden unter dem Motto „1 %: Der Preis meiner Daten, der Preis meiner Freiheit. Wir machen bei der sog. Telematik-Infrastruktur" nicht mit!" aktuelle Infos zur Telematik gegeben bzw. verlinkt[143] und ein „Manifest

139 https://ddrm.de/dr-silke-lueder-sprecherin-der-aktion-stoppt-die-e-card-zur-elektronische-gesundheitskarte-das-grossprojekt-muss-gestoppt-werden/

140 https://www.stoppt-die-e-card.de/index.php?/pages/patinfo1.html

141 https://www.stoppt-die-e-card.de/

142 https://patientenrechte-datenschutz.de/patientenrechte-und-datenschutz/ueber-uns/

143 http://www.freiheit-fuer-ein-prozent.de

gegen das Telematik Infrastruktur-Diktat" kann unterzeichnet werden[144] [145]

Mit dem Ziel "Rote Karte für die TI" setzt sich eine Gruppe von Zahnärzten das Ziel, auf die Probleme und Gefahren der Zwangsanbindung an die Telematik-Infrastruktur sowohl für die Heilberufler, als auch die Patienten aufmerksam zu machen[146]. Die rote Karte ist als Postkarte gestaltet, die an Abgeordnete des Deutschen Bundestages adressiert werden kann.[147] [148]

Auch ein Mitarbeiter der Verbraucherzentrale Hamburg kritisierte entschieden die Telematik-Pläne, ihren Nutzen und ihre Sicherheit in einem Interview mit dem Forum InformatikerInnen für Frieden und gesellschaftliche Verantwortung e.V.[149]

In einer aktuellen Umfrage des Kollegennetzwerkes Psychotherapie, zweitgrößte Interessenvertretung von

---

[144] http://www.freiheit-fuer-ein-prozent.de/wp-content/uploads/2018/07/Manifest-Vorderseite-bundesweit-7-18.pdf

[145] http://www.freiheit-fuer-ein-prozent.de/

[146] http://www.rote-karte-fuer-die-ti.de/about.html

[147] http://www.rote-karte-fuer-die-ti.de/rote-karte-konkret.html

[148] http://www.rote-karte-fuer-die-ti.de

[149] https://www.fiff.de/publikationen/broschueren/fiff-egk-broschuere-ii/5-freuen-sich-die-patientinnen-und-patienten-auf-die-egk/?searchterm=Telematik)

(Kinder- und Jugend-)Psychotherapeuten und Ärzten in Deutschland, gaben 92,7% der Befragten an, dass sie sich nicht an die Telematik anschließen lassen wollen.

Diese Entwicklung zeigt, dass die Telematik-Pläne wohl nicht durchgesetzt werden können. Vorausgesetzt der Widerstand bleibt bestehen.
Das Psychotherapeutennetzwerk will demnächst alle Telematik-Kritiker unter www.telematik-kritik.de vernetzen.

Die Macht der Patienten – Ohne Zustimmung keine Daten in der Cloud

Patienten müssen von Ärzten, Zahnärzten, Psychotherapeuten und Apothekern gefragt werden, ob ihre Daten auf den Rechnern der Krankenkasse gespeichert werden dürfen und damit quasi jedem anderen Arzt offenstehen. Ohne ausdrückliche Zustimmung ist die Speicherung in der Gesundheitscloud verboten. Ein einfaches „Nein, das möchte ich nicht“ reicht aus, um auf basisdemokratischem Weg das ganze Projekt zum Scheitern zu bringen.

Lösungen und Vorschläge

Wir wollen jetzt Überlegungen anstellen, wie die beschriebenen Dilemmata lösbar werden könnten und Alternativen diskutieren. Ein sehr interessantes Modell entshet in den Überlegungen des kritischen Hausarztes Dr. Stefan Streit.

Neue Horizonte - Digitalisierung in der Medizin. So kann's gehen!

Von Stefan Streit

Der Beitrag von Herrn Tschirsich, zur Digitalisierung in der Medizin, gehört zu den meistgeklickten Vorträgen des 35C3. Die Probleme rund um die geplanten, digitalen Patientenakten und die Telematikinfrastruktur sind ebenso vielfältig, wie unübersichtlich.

Das Geheimnis ist durch die Digitalisierung zu einem fragwürdigen Schutzkonzept geworden. Ausgerechnet die binäre Digitalisierung erzwingt nun den Abschied von liebgewonnenen schwarz-weißen Gewissheiten. Aktuell macht graue Datennutzung den weitaus größten Teil der Datenübertragungen in der Medizin aus. In diesem gigantischen, rechtsfreien Raum erfolgt die Datennutzung derzeit völlig unreguliert. Geregelt ist offensichtlich ausschließlich nur die weiße Datennutzung. Dies so gründlich, dass praktisch jeder ärztliche Datentransfer entweder illegal oder unangemessen aufwendig wird. Zur Verhinderung schwarzer Datennutzung existiert dagegen keine politische Idee. Das von mir vorgestellte Konzept basiert auf einem neuen bio-psycho-sozio-informationellen Gesundheitsbegriff, der Gesundheitsdaten als Teil der Persönlichkeit betrachtet.[150]

Diese scheinbar kleine Intervention, zusammen mit strikter Zweckbindung, wie von der DSGVO sowieso gefordert, justiert die Wechselwirkung bestehender Gesetze neu. Ohne jede Gesetzesänderungen kommt man jetzt zu Perspektiven für gegenwärtig unlösbare Probleme. Dieses Konzept wurde vom Institut für Sozialstrategie begutachtet und als Langversion veröffentlicht.[151]

Seit Mai 2018 liegt das digitale Dilemma dem Landtag in Düsseldorf als Petition vor. Hier ist zu klären, ob der Internetanschluss von Arztpraxisservern mit Patientendaten, wie vom E-Health-Gesetz gefordert, erfolgen soll, oder ob er, da von der Landesdatenschutzbeauftragten NRW ausdrücklich untersagt, unterbleiben muss. Während die fehlende Sicherheit digitaler Patien-

---

150 https://media.ccc.de/v/35c3-9566-lightning_talks_day_2#t=6586

151 https://www.institut-fuer-sozialstrategie.de/2018/11/15/gesundheit-eigentum-und-digitalisierung-in-der-medizin-ueberlegungen-zu-einem-neuen-gesundheitsdateneigentumsbegriff/

tenakten für Patienten derzeit offenkundig ist, wird der Rechtsunsicherheit bei der Nutzung der Telematikinfrastruktur von den Ärzten zu wenig Beachtung geschenkt. Das gegenwärtige Digitalisierungskonzept für die Medizin disqualifiziert sich durch konsequente Nutzung digitaler bad practice: Geheime Software statt Open-Source, "Hardwareschutz" durch "sichere Lieferkette" statt durch white-hat-hacking, Zentralisierung statt dezentraler Lösungen, Sanktion statt Belohnung, top-down statt bottom-up, Technologie statt sozialer Übereinkunft. Bis auf weiteres rate ich, aus ärztlicher Sicht, also mit Hinblick auf Ihre informationelle Unversehrtheit - und die liegt mir als Arzt natürlich am Herzen - sowohl von einer Nutzung digitaler Patientenakten, als auch von der Telematikinfrastruktur, ab.

Gesundheit, Eigentum und Digitalisierung in der Medizin
Überlegungen zu einem neuen Gesundheitsdateneigentumsbegriff

Von Stefan Streit

Die Telematikinfrastruktur, aber auch die digitalen Patientenakten, bauen darauf, die Ärzte würden es schon nicht so genau mit den gesetzlichen Regeln und dem Datenschutz nehmen. Kosten von zwei Milliarden Euro + X machen die Telematikinfrastruktur zu einem Leuchtturmprojekt. Keine Frage, die Telematik für sich – ganz isoliert betrachtet – ist gut gemeint. Sie ist theoretisch sicher, sie könnte praktisch funktionieren und sie ist politisch gewünscht. Wer das Projekt im Überblick betrachtet, erkennt einen sich neigenden, auf Sand gebauten, Leuchtturm, der unsichtbares Licht abstrahlt. Nur die, die ständig im unsichtbaren Bereich unterwegs sind, erkennen seine Signale. Für die Meisten bietet er, im Sturm der Digitalisierung, derzeit keine Orientierung. Die zunehmende Schieflage wegen des fehlenden Fundaments, verringert das Vertrauen in seine Wirkung. Politische Abstützbemühungen ändern hieran bislang nichts.

Politik und Verwaltung verweigern Antworten und ignorieren jeden, der Fragen stellt. Digitalisierung als Kulturtechnik entwickelt sich unterdessen weiter. Wir

Ärzte sollen digital kommunizieren, obwohl es nur eine Frage der Zeit ist, bis digitalisierte Daten in einem Netzwerk öffentlich werden. Derzeit hofft jeder, dass es ihn nicht erwischt. Auf so einer Grundlage kann Digitalisierung in der Medizin nicht gelingen.

Ärztliches Handeln soll die Gesundheit der Patienten befördern, dazu gehört in der digitalen Zukunft auch eine informationelle Unversehrtheit. Im Zweifel gilt beim ärztlichen Handeln der Grundsatz des „Nicht Schadens“. Gegenwärtig verwenden ‚andere Marktteilnehmer‘ die Sprechstundendaten unserer Patienten, nicht selten zu deren Nachteil. In der Folge führen diese Daten zu Lebenslaufveränderungen und machen unsere Patienten so informationell krank. Ärztliches Tun darf aber unsere Patienten nicht mehr krank machen, als „kein ärztliches Tun“. Erheben von Sprechstundendaten ist ärztliches Tun und deshalb darf es uns Ärzten nicht egal sein, was durch unser Tun ausgelöst wird. Vor allem deshalb nicht, weil Ärzte immer dann, wenn es um die Gesundheit von konkreten Menschen geht, keiner Weisung durch Nichtärzte unterliegen.

Hier brauchen wir eine Auflösung:

1. bio-psycho-sozio-informationeller Gesundheitsbegriff nach Streit

So wie die Verletzung der Haut ein Fall für den Arzt ist, sind auch Angst und fehlende soziale Teilhabe beispielsweise durch Depression heutzutage ein Fall für den Arzt. Dies gründet zwanglos auf dem mittlerweile allgemein anerkannten bio-psycho-sozialen Gesundheitsmodell nach Thure von Uexküll. Durch die Digitalisierung verbreiten sich Informationen und Daten über Menschen in einer bisher nicht bekannten Weise. Das was andere Menschen über mich wissen, wirkt heute ganz anders auf mich zurück, als vor der Digitalisierung. Heute umgibt jeden Menschen eine, ihm meist gar nicht bekannte, Datenwolke. Begreift man diese menschliche Informationssphäre als den äußersten Teil des menschlichen Phänotyps, dann ergibt sich daraus die Notwendigkeit, auch diesen informationellen Anteil des Phänotyps gesund zu erhalten. Jenseits der Haut, dem biologischen Phänotyp, liegt der psycho-soziale Raum der individuellen Angst und der gemeinschaftlichen Freude, der seinerseits von der informationellen Sphäre umgeben ist. Die schmerzhafte Verletzung der Haut begreift jeder intuitiv als eine biologische Erkrankung.

Der Schritt, invalidisierende Angst, die über Vermeidungsverhalten in einen Teilhabeverlust einmündet, als psychische Erkrankung zu begreifen, ist schon viel größer. Versetzt ungezügelte Machtausübung einen Menschen in dauerhafte Angst, löst dabei eine Depression aus und treibt ihn so in den Suizid, dann erkrankt dieser Mensch allein durch Informationen, die auf seine Gedanken wirken. Der Erkenntnisweg, Informationen könnten Gedanken von Menschen beschädigen, muss erst einmal gegangen werden. Macht ist insofern nichts anderes, als die Wirkung von Information auf einen Menschen. Billigt man Informationen eine krankmachende Wirkung zu, dann werden Gesundheit und Krankheit anwendbare Kategorien beim Dateneigentum. Die Wirkung digitalisierter, ärztlicher Gesundheitsdaten auf einen Menschen verstärkt sich, weil er sie in der Absicht offenlegt, um Hilfe nachzufragen. Patient und Arzt operieren gegenwärtig in einem Dilemma, wo Hilfe nur um den Preis einer weiteren informationellen Verwundung möglich wird. Diese Konstruktion ist unmenschlich. Es bedarf deshalb zusätzlicher sozialer Übereinkünfte zum Schutz der informationellen Unversehrtheit.

2. Konzept des Gesundheitsdateneigentums nach Streit

Jurisdiktion und Politik erklären das Dateneigentum für tot, weil sonst jede digitale Kommunikation zum Erliegen käme. Zu diesem Ergebnis kommt man allerdings nur, wenn man hier vom klassischen juristischen Eigentumsbegriff ausgeht. Dafür gibt es in Zeiten des digitalen Umbruchs allerdings gar keine Rechtfertigung mehr.

Da von den hauptamtlichen Akteuren nichts zu hören ist, lege ich auch hier einen Entwurf vor:Der Weg vom Sacheigentum zum Dateneigentum ist viel weiter, als der vom Besitz zum Eigentum. Wo das bürgerlich Eigentum heute verpflichtet, konnte der feudale Besitzer noch umfänglich verfügen. Eigentumsrechte schränken durch den Aspekt des Gemeinwohls die Möglichkeiten ein. Der Eigentumsverfügungsrahmen von Gesundheitsdaten reduziert sich gegenüber dem Sacheigentum noch deutlich weiter. Informationen über Menschen tangieren Menschen, sie wirken direkt auf deren Gesundheit zurück, dies wurde oben gezeigt. Vorstellungen, die persönliche Informationen für Menschen als gesundheitsneutral einschätzen, müssen als überholt angesehen werden. Vor Thure von Üexküll gab es kein Konzept für Erkrankungen, die keine eindeutigen körperlichen oder psychiatrischen Erkrankungen gewesen wären.

Das weite Feld psychosomatischer Erkrankungen, also bei denen die medizinischen Sektorengrenzen von Körper oder Geist überschritten wurde, hingen konzeptionell in der Luft. Ein gebrochenes Bein und eine Schizophrenie galten schon lange vorher als Erkrankung. Die Klage eines gebrochenes Herzens, einer gebrochenen Seele oder einer gebrochenen Persönlichkeit blieb ein persönliches Problem oder eine Angelegenheit von Drückebergern und Deserteuren.

Verankert man jedoch das Gesundheitsdateneigentum nicht mehr am juristischen Sacheigentum, sondern am oben vorgestellten bio-psycho-sozio-informationellen Gesundheitsbegriff, dann verändert sich der Eigentumscharakter beim Gesundheitsdateneigentum dramatisch. Für Gesundheitsdaten treten Gesundheitsaspekte viel deutlicher hervor, während der klassische Eigentumsaspekt fast vollständig an Bedeutung verliert. Geteilte Informationen halbieren sich ja nicht. Gesundheitsdaten transformieren so zu Persönlichkeitsanteilen. Als Persönlichkeitsanteile wären sie von der Person unabteilbar, unantastbar, unveräußerbar und gleichzeitig hochgradig schutzbedürftig.

Wie steht es um den Schutz innerhalb der Digitalisierung in der Medizin?

Arne Schönbohm, Präsident des Bundesamt für Sicherheit in der Informationstechnik BSI, räumt im Kölner Stadtanzeiger 13.06.2018 ein: „ [...] inzwischen würden Grundpfeiler einer sicheren IT attackiert: Updatemechanismen, Prozessoren, die früher als unangreifbar galten und Verschlüsselungsmechanismen."

Gleichzeitig hält die Landesdatenschutzbeauftragte NRW an der Forderung gegenüber allen Ärzten fest, keinen Computer mit Patientendaten ans Internet anzuschließen. Warum fügt sich die Landesdatenschutzbeauftragten NRW nicht der Macht des Faktischen, wo doch diese Forderung offensichtlich der alltäglichen Übung widerspricht?

Das Bundesamt für Sicherheit in der Informationstechnik und die Landesdatenschutzbeauftragten NRW ignorieren die prinzipielle Unzulänglichkeit des technologischen Schutzkonzepts von Gesundheitsdaten nicht, verfügen aber über kein Lösungskonzept. Vor diesem digitalen Dilemma der Telematikinfrastruktur stehen gegenwärtig auch wir Ärzte. Mit der Digitalisierung gelingt Datenschutz, auf der Basis von Geheimhaltung und Technologie, grundsätzlich nicht mehr.

Wie kann der gesetzliche Schutzanspruch bei der Digitalisierung in der Medizin eingelöst werden?

Wenn man trotz dieses systemimmanenten, technologischen Restrisikos Digitalisierung betreiben möchte, bedarf es tragfähiger sozialer Übereinkünfte zum Schutz von Gesundheitsdaten. Dazu können aber nicht einfach bestehenden Regeln außer Kraft gesetzt werden. Berücksichtigt man unser soziales Gefüge und die Gesetze, so bleibt nur die Möglichkeit der Veränderung von Kontextfaktoren:

1. Einem neuen Gesundheitsdateneigentumsbegriff
2. auf der Basis des bio-psycho-sozio-informationellen Gesundheitsbegriffs nach Streit
3. und einer strafbewehrten Zweckbindung, die nicht den letztlich zu erwartenden Datenverlust, sondern den Datenmissbrauch sanktioniert.

Zweckbindung stellt bereits ein wesentliches Schutzelement der DSGVO da. Daten aus der ärztlichen Sprechstunde dürften nur noch zur Patientenbehandlung verwendet werden. Bei jeder anderen Verwendung von Gesundheitsdaten, außer der ärztlichen Behandlung, wäre ein Provenienznachweis sowie die Einhaltung aller anderen Spielregeln der DSGVO obligatorisch. Kriminelle Datennutzung könnte man so natürlich nicht unterbinden, das vermag Geheimhaltung und Technologie aber auch nicht. Allerdings regulierte sich die ‚graue Datennutzung‘ der offiziellen Gesundheitsdatensammler sehr effektiv. Die Prozessordnung der Juristen kennt eine solche Konstruktion bereits. Hier ist es nicht egal, auf welchem Wege Ermittlungsdaten in einen Gerichtsprozess hineingetragen werden.

Was ändert sich dadurch?

Wer Gesundheitsdaten nicht länger als Sachen betrachtet, behandelt sie grundsätzlich anders. **Persönlichkeitsanteile, Personenteile** und **ganze Personen** gelten in Rechtsstaaten heute prinzipiell unveräußerlich. Nur diese Regelung erklärt, warum in Deutschland keine gekaufte, wohl aber eine geschenkte Niere transplantiert werden kann. Wer behauptet, Gesundheitsdaten könnten nicht vor einer Ökonomisierung geschützt werden, der sei daran erinnert, dass nur eben solche sozialen Übereinkünfte einen systematischen Handel mit Wählerstimmen verhindern.

Versteht man Gesundheitsdaten als Persönlichkeitsanteil, führt dies, wie bei Personenteilen = Organen, zu einem Verbot jeder ökonomischen Verwertung. Das klingt vielleicht erst einmal radikal, aber 1850 klang die Forderung, den Handel mit Menschen zu verbieten, auch radikal. Die Besitzer der entpersonifizierten Sklaven proklamierten den Zusammenbruch der Weltwirtschaft und zogen dafür in den Kampf.

Für uns Europäer ist weder der chinesische Datenfeudalismus, noch die nordamerikanische Landnahme mit vorgehaltener Einwilligungserklärung eine akzeptable Form von Digitalisierung. Egal welchem der beiden Wege wir Europäer hinterherliefen, wir generierten gegenwärtig nur gesellschaftlichen Schaden und Kosten, denen für uns kein Nutzen gegenübersteht. (So äußerte sich Linus Neumann im Rundfunk.) Nur mit einem innovativen Dateneigentumsbegriff, der unserer Lebensauffassung vom freiheitlich-rücksichtsvollen Zusammenleben der Menschen entspricht, kann Digitalisierung für uns Europäer noch gelingen. Schaffen wir es, eine eigene europäische Spielart der Digitalisierung zu entwickeln, dann sichert uns deren Strahlkraft gleichzeitig einen Platz in der globalen Staatengemeinschaft und uns Menschen in Deutschland ein besseres Leben.

Das Leben in der digitalisierten Welt erfordert grundsätzlich einen freizügigen Umgang mit Daten. Trotzdem müssen wir zwei Einschränkungen hinnehmen:

Erstens müssen für Datenströme, gerade für solche die „machine to machine" fließen – entsprechend den

„Robotergesetzen“[152] von Isaac Asimov – ‚Datengesetze‘ eine Anwendung finden:

1. Datengesetz: Nutzung von Daten darf Menschen keinen Schaden zufügen, auch darf kein Schaden durch deren Nichtnutzung von Daten entstehen.

2. Datengesetz: Nutzung von Daten muss das Wohlergehen der Menschen verbessern, außer in den Fällen, in denen ein Konflikt zum ersten Gesetz entsteht.

3. Datengesetz: Nutzung von Daten muss freizügig sein und darf nicht zur Löschung oder Veränderung führen, es sei denn es entsteht ein Konflikt mit den ersten zwei Gesetzen.

0. Datengesetz: Nutzung von Daten darf der ganzen Menschheit keinen Schaden zufügen, auch darf kein

---

[152] 0. Ein Roboter darf die Menschheit nicht verletzen oder durch Passivität zulassen, dass die Menschheit zu Schaden kommt.
1. Ein Roboter darf keinen Menschen verletzen oder durch Untätigkeit zu Schaden kommen lassen, außer er verstieße damit gegen das nullte Gesetz.
2. Ein Roboter muss den Befehlen der Menschen gehorchen – es sei denn, solche Befehle stehen im Widerspruch zum nullten oder ersten Gesetz.
3. Ein Roboter muss seine eigene Existenz schützen, solange sein Handeln nicht dem nullten, ersten oder zweiten Gesetz widerspricht.
https://de.wikipedia.org/wiki/Robotergesetze

Schaden für die ganze Menschheit durch die Nichtnutzung von Daten entstehen.

Zweitens brauchen wir, für den Fall eines KI-GAU, also einer entfesselten künstlichen Intelligenz, Konzepte, um den freien Willen der Menschen vor einer solchen KI zu schützen.

Digitalisierung bedeutet eindeutig mehr als nur ein oder zwei Computer hinzustellen. 95 Prozent der Digitalisierungsanstrengungen verwenden wir auf die Lösung technischer Fragen, die dann üblicherweise schnell gelöst sind oder unlösbar bleiben. Viel zu wenig beachtet blieb bisher der Bedarf an neuen sozialen Übereinkünften. An dieser Stelle soll deshalb ein Diskurs eröffnet werden. Die Erweiterung des Uexküllschen bio-psycho-sozialen Gesundheitsmodells zu einem bio-psycho-sozio-informationellen Gesundheitsmodell nach Streit, der daraus abgeleitete Gesundheitsdateneigentumsbegriff, von einer strengen Zweckbindung geschützt, bietet eine Chance, damit Menschen in einer digitalisierten Welt nicht unheilbar, informationell erkranken.

Alternativen zur Telematik – die dezentrale Lösung: sichere Patientenakte (dePA)

Auch wenn die Speicherung der Gesundheitsdaten auf einem zentralen Server viele Vorteile zu bieten scheint, bringt sie auch viele Risiken mit sich. Wir haben daher eine eigene Lösung entwickelt, die primär die Speicherung auf der eigenen Versichertenkarte zum Ziel hat. Dabei haben wir uns gefragt, warum eine sogenannte Chipkarte zum Einsatz kommen soll. Nur wenige Menschen verfügen über einen Chipkartenleser, mit dem sie zum Beispiel ihre Bankkarte für Onlinegeschäfte einlesen können. Abgesehen davon nutzt dieses Lesegerät nichts, wenn es um die elektronische Gesundheitskarte geht. Dieses kann nur mit Hilfe eines teuren, speziellen Lesegerätes eingelesen werden und dann auch nur in Verbindung mit einem Behandlerausweis, den nur zugelassene Behandler beantragen können.

Aus diesem Grund haben wir uns für eine Speicherlösung entschieden, die auf einem USB-Anschluss beruht und einen Hardware gesicherten Speicherchip auf der Versichertenkarte vorsieht. Die von uns vorgeschlagene Lösung ist genauso groß wie die herkömmliche Versichertenkarte, ist nur ein wenig dicker (etwa doppelt so dick, wie eine herkömmliche Scheckkarte).

Die Vorteile liegen auf der Hand: Jeder hat zu Hause einen PC mit einem USB-Anschluss und kann diese, seine eigene Gesundheitskarte dann auch dort einlesen.

Gleichzeitig haben wir ein spezielles Lesegerät für Arztpraxen entwickelt, bei dem der Patient selbständig entscheiden kann, welche Daten derjenige Behandler, bei dem er gerade ist, sehen soll. Vielleicht soll der Augenarzt nicht unbedingt die Ergebnisse der gynäkologischen Untersuchung einsehen, respektive der Gynäkologe nicht die Gesprächsinhalte aus der psychotherapeutischen Behandlung usw. Dies ist unserer Meinung nach ein absolut demokratisches Mittel, bei dem der Patient selbst über seine Daten verfügt. Wenn er es wünscht, kann er die Daten auch auf einem zentralen Rechner speichern lassen – kann dabei aber entscheiden, auf welchem. Auch der Versicherten-Stammdatenabgleich ist über diese Lösung möglich.

Die Vorteile der dezentralen Patientenakte in der eigenen Brieftasche liegen auf der Hand:

- der Patient kann seine Gesundheitsakte jederzeit einsehen
- der Patient kann selbst Veränderungen eingeben
- der Patient kann selbst entscheiden, wer welche Daten einsehen darf

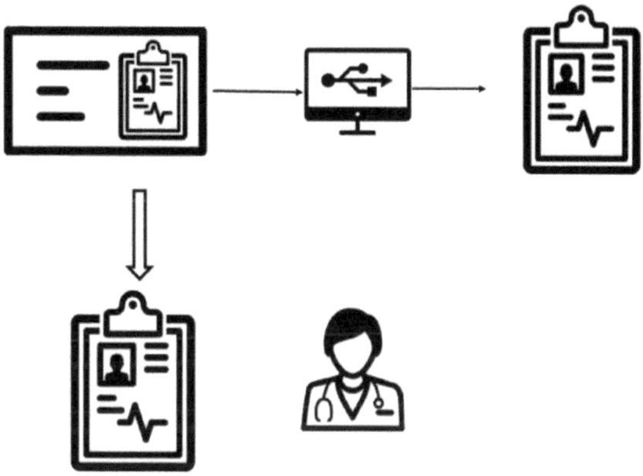

Entscheidungshilfen für Behandler, die zweifeln, ob sie sich an Telematik-Infrastruktur anschließen lassen sollen

Wir schlagen vor, die Entscheidung für oder gegen Telematik von drei Fragen abhängig machen:

1. **Ethische Abwägungen**: will ich riskieren, dass die sehr sensiblen Daten meiner Patienten in die falschen Hände gelangen? Dass sie zu unsozialen Zwecken missbraucht werden?

2. **Kosten-Nutzen-Rechnung:** was bringt mir die Telematik wirklich im Praxisalltag?

Für Psychotherapeuten ist eines klar: Röntgenbilder, MRT also Daten anderer Behandler usw. dürfen sie ohnehin nicht ansehen. Sie dürfen mehr oder weniger nur unsere Daten ins Netz stellen.

3. **Ökonomische Abwägungen:** Wie viel Zeit muss ich aufwenden, um Hard- und Software am Laufen zu halten, wie viel Zeitersparnis bringt mir ein elektronischer Arztbrief? Oder der Vorteil, dass ich bei der Quartalsabrechnung nicht mehr zum Briefkasten laufen muss.

4. **Persönliche Psychohygiene:** Kann ich gut schlafen, wenn ich weiß, dass mein Praxisrechner jeder-

zeit angegriffen werden kann? Wenn ich weiß, dass die Daten in der Gesundheitscloud nicht sicher sind?

Ein kleines Gedankenspiel: Würden Sie Ihre persönlichen Daten (Passwörter, Bank- und Kreditkartendaten, usw.) eine Cloud wie die Dropbox stellen? Und Ihre medizinischen Befunde?

Zusammenfassung und Schlussfolgerungen

Trotz ambitionierter Gedanken scheint das Projekt „Elektronische Patientenakte und die Telematik" im Laufe von 15 Jahren gescheitert zu sein. Über zwei Milliarden Euro wurden für eine Technologie ausgegeben, die bisher nicht funktioniert und auch keine ausreichende Sicherheit bietet. Schon früh haben Datenschützer, Informatik-Wissenschaftler und Patienten-Vertreter vor den Risiken gewarnt. Datendiebstähle sind, so haben es Beispiele in Großbritannien und Norwegen gezeigt, möglich. Die Telematik wird von Patienten wie von Behandlern überwiegend abgelehnt. Vorteile bringt es für wenige Seiten.

Durch eine verstärkte Technisierung des Arzt-Patient-Verhältnisses wird das Zwischenmenschliche verwässert. Auch das Arzt-Arzt-Verhältnis wird technologisch, der Arzt zum Technokraten und elektronischen Kranken- und Krankheitsverwalter. Dezentrale Lösungen mit der Option einer zentralen Lösung scheint uns die geeignetste Maßnahme zu sein, die Risiken am besten in den Griff zu bekommen.

Unser Fazit

Wir haben gesehen, dass die Telematik-Infrastruktur neue Möglichkeiten des Datenaustausches in der Medizin mit sich bringt. Die Gefahren erscheinen uns aber so groß, dass wir derzeit sagen müssen: es geht nicht, dass derart sensible Daten solchen Risiken ausgesetzt werden. Wenn selbst der „Betreiber" der Telematik-Infrastruktur, die GEMATIK[153], zugibt, dass die Telematik-Infrastruktur hackbar ist und die Mängelberichte nicht veröffentlicht, sollte man davon Abstand nehmen, die sensiblen Daten mehr oder weniger „zu veröffentlichen".

Auch wenn man die Entwicklung der Datensicherheit in Zukunft optimistisch betrachtet, muss man sagen: es ist noch zu früh für ein solches System. Dass eine Regierung, dass Behörden ihre Daten elektronisch austauschen müssen, daran will keiner zweifeln. Die Risiken sind derzeit zu groß, um eine zentrale Speicherung der Gesundheitsdaten zu riskieren.

Ob es jemals –sagen wir nicht 100%, sagen wir 99,5%- Sicherheit in der Übermittlung von Daten geben wird, können wir nicht voraussagen. Datennetze werden vielleicht erst dann sicher sein, wenn wir über

[153] Und: würden Sie noch einem Cloudanbieter vertrauen, der zugibt, dass seine Cloud hackbar ist?

Datenübertragungstechnologien verfügen, die mit quantenphysikalischen Methoden[154] arbeiten. Diese sollen vor Datendiebstahl sicher sein, hat man uns versichert.

In der Zwischenzeit sollte eine dezentrale Datenspeicherung, also eine Speicherung auf der Versichertenkarte selbst das Mittel der Wahl bleiben.

---

[154] Wir ersparen dem Leser, ihn mit der technischen Erklärung zu belasten

Trennung von Gesundheitskarte und Datenaustausch unter Behandlern

Eine strikte Trennung von Patientendaten und des von vielen – aber nicht allen – Ärzten gewünschten Datenaustausches erscheint uns eine sinnvolle Maßnahme zu sein. So kann gewährleistet werden, dass der Patient Herr über seine Daten bleibt und beim Arzt jedes Mal von neuem entscheidet, ob dieser Daten von anderen Behandlern bekommt oder nicht. Wird der Datenaustausch zwischen Ärzten von der elektronischen Gesundheitskarte getrennt, ergeben sich dennoch keine Nachteile. Zum Datenaustausch ist auch kein Telematiknetz notwendig, da dieser bereits über das von den kassenärztlichen Vereinigungen zur Verfügung gestellte KV-SafeNet möglich ist.[155]

In private Hand – mit Standardisierung

Eine staatlich vorgegebene Infrastruktur zum Datenaustausch zwischen freiberuflich tätigen Ärzten (auch wenn diese Mitglieder einer kassenärztlichen Vereinigung sind, bleiben sie Freiberufler) und freien, selbstbestimmten Patienten schafft ein staatlich geduldetes und gefördertes Zwangsmonopol, bei dem Patienten und

---

[155] https://www.kbv.de/html/kv-safenet.php

Behandler sich der Willkür und Kontrolle eines einzigen Unternehmens ausliefern müssen. Würde die elektronische Gesundheitskarte an private Unternehmen vergeben, unter denen die Patienten selbst auswählen können, hätte dies erheblich Vorteile. Patient und Behandler hätten freie Auswahl. Kommen sie mit einem Anbieter nicht zurecht oder ist die Sicherheit nicht gewährleistet, können sie zu einem anderen wechseln. Datenlecks werden zuverlässiger vermieden, weil unmittelbare wirtschaftliche Folgen für den Anbieter drohen, was bei einem staatlich vorgeschriebenen Monopol nicht der Fall ist. Als Beispiel hierfür ist die staatlich vorgeschriebene Hauptuntersuchung bei Kraftfahrzeugen zu nennen. War diese früher nur in der Hand des Technischen Überwachungsvereins, so sind heute viele private Anbieter auf diesem Bereich ebenso erfolgreich tätig. Es gibt keine Hinweise darauf, dass diese zu Lasten der Verkehrssicherheit gegangen ist.

Letztes Horrorszenario – auch außerhalb des Gesundheitswesens: der gläserne und berechenbare Mensch

Das Thema Telematik im Gesundheitswesen und die elektronische Gesundheitskarte hat uns deshalb ein wenig erschrocken, weil immer mehr Daten von uns gespeichert werden und dies auf Servern, deren Betreiber wir nicht kennen, bzw. deren Hintergründe wir oft schwer durchschauen können. Gleichzeitig wissen wir mittlerweile auch, dass selbst Regierungsorganisationen wie die NSA oder auch die Bundesregierung angreifbar sind, dass Daten gestohlen werden können, dass selbst bei Banken Kreditkartendaten entwendet werden usw. Mehr und mehr ist der Weg für einen gläsernen und damit auch leichter kontrollierbaren Menschen geschaffen. Wir wollen hier kein verschwörungstheoretisches Szenario entwerfen und für eine paranoide Stimmung in der Gesellschaft sorgen. Vielmehr sollten die hier beschriebenen Themen zum Nachdenken und zur Vorsicht anregen. Ein weiterer Schritt, der zur besseren Steuerung und Kontrolle der Bürger eingesetzt werden könnte, wäre das Implantieren eines RFID-Chips unter die Haut. Hunderte Katzenbesitzer kennen dies bereits und sind sicherlich häufig froh darum, dass auf diesem Wege ihre Katze, die vielleicht in einem Tierheim gelandet ist, weil sie streunte, auf diesem Wege ihrem Besitzer wieder zugeführt werden kann. Aber wir sind keine Katzen, sondern Menschen mit dem Recht der Selbstbestimmung. Wir haben einen Jahrhunderte langen Befreiungskampf aus Abhängigkeit, Lehnschaft und Unmündigkeit hinter uns. Die französische Revolution, die Aufklärung haben uns die Einführung von allgemeingültigen Menschenrechten gebracht. Es waren Zeiten, in denen Daten noch auf Karteikarten geschrieben wurden oder in Akten landeten und schließlich in dunklen Archivkellern vor sich hin moderten, bevor sie auf der Müllkippe landeten. Diese Art der „Datenspeicherung" war noch kein großes Problem, welches unsere Persönlichkeitsrechte angegriffen hat. Die Akten sind schnell verfault und zu Staub zerfallen. Nach und nach wurde es aber insbesondere im Zuge der elektronischen Datenverarbeitung immer notwendiger, den Datenschutz nicht nur einzuführen, sondern stetig zu verbessern. Schwer ist es, eine alte Akte in einem Müllberg zu finden, während es für geübte Hacker relativ einfach ist, sich elektronischer Daten zu bemächtigen oder anzugreifen. Häufig so, dass die Angegriffenen das nicht einmal merken. Denn der elektronische „Diebstahl" von Nullen und Einsen wird nicht bemerkt, weil die Daten ja kopiert werden und nicht wirklich weg sind. Zwar gibt es jetzt schon aus der Quantenphysik neue, offenbar sicherere Szenarien, die aber noch in der Zukunft liegen. Abgesehen davon sind bisher nahezu alle sogenannt sicheren Technologien im Endeffekt einem Hackerangriff zum Opfer gefallen, so ähnlich wie jede neue und „endgültig" fälschungssichere Banknote dann doch oft nach kurzer Zeit schon gefälscht wurde. Führt man telematische Daten z.B. aus den Kraftfahrzeugen und den Gesundheitsdaten zusammen mit den Daten von Kreditkarten und Handys – und das ist ein Szenario, das nachgewiesenermaßen technisch möglich ist - hat man schon den „gläsernen Bürger" geschaffen. Auf Schritt und Tritt kann er verfolgt werden, sein ganzes Leben kann nachvollzogen werden. Nun sagen einige, ihnen sei das egal, sie seien nicht kriminell. Das mag sein. Und es soll auch nicht der Missbrauch durch ein etwaiges totalitäres Regime angeführt werden, sondern ein anderer Punkt, der wichtig erscheint: Wir Menschen haben alle einen Begriff von einer Privatsphäre und auch ein starkes Bedürfnis danach. Auf der Toilette oder unter der Dusche machen wir auch nichts Verbotenes, möchten aber trotzdem nicht, dass diese Daten per Webcam im Internet beobachtet werden können oder wir uns gar mit einem Video auf YouTube wiederfinden. Das Gleiche gilt sicherlich auch für viele andere Dinge, wie vertrauliche Gespräche, die wir innerhalb der Familie führen usw. Eigentlich gilt es für alles, was wir nicht in der Öffentlichkeit tun. Es gehört zu den Grundbedingungen der Freiheit des Menschen, dass dieser Intimbereich auch gewährleistet bleibt und dass nur in Ausnahmefällen, wenn schwerwiegendere Rechtsgüter bedroht sind, davon abgewichen werden darf. Aber es darf nicht so sein, dass persönliche Daten zu Wirtschaftszwecken missbraucht werden. Sie würden sich sicherlich auch wehren, wenn Ihnen nicht ein Satellit, sondern eine reale Person auf Schritt und Tritt folgen würde und alle Ihre Bewegungen aufzeichnen würde. So etwas hat es in unserem geteilten Deutschland ja bereits gegeben, wenn auch zu anderen Zwecken. Gerade Gesundheitsdaten sind derart sensible Daten, die unserer Meinung nach nicht irgendwohin gehören, wo sie eingesehen, entwendet oder manipuliert werden können. Wir sind der Meinung, dass diese Daten nur zwei Personen zugänglich sein dürfen: dem Patienten und seinem Behandler. Hat der Patient zu entscheiden, ob auch andere Behandler diese Befunde sehen können, so ist es sein gutes Menschenrecht, dies zu bewilligen oder zu versagen. Auch die Teilnahme an einem Forschungsvorhaben – so hehr es auch sein mag – muss im Willen des Bürgers bleiben und darf nicht staatlicher oder wirtschaftlicher Willkür unterworfen werden.

Schlusswort

Gesundheitsdaten sind nicht nur persönliche Daten oder Persönlichkeitsdaten. Gesundheitsdaten sind Teil der Persönlichkeit jedes Menschen und stehen damit unserer Meinung nach unter dem Schutz der Artikel 1 (Würde des Menschen) und Artikel 2 (Recht auf persönliche Entfaltung und körperliche Unversehrtheit) des Grundgesetzes.

Bei den derzeitigen Sicherheitsbedenken, die auf Seiten der Datenschutzexperten, Verbraucherschützer, Patienten und vor allem bei den Behandlern bestehen und den tatsächlichen Datenunfällen, scheint es unverantwortlich zum jetzigen Zeitpunkt derart sensible Daten real existierenden Gefahren auszuliefern. Diese Büchse der Pandora, die schon eine Spalt offen steht, gehört sofort geschlossen.

Mit dem Diebstahl von Gesundheitsdaten entsteht kein finanzieller Schaden, es entsteht ein gesellschaftlicher Schaden!

Anhang

Über das deutsche Psychotherapeuten Netzwerk

Das Kollegennetzwerk Psychotherapie, seit dem 1.1.2019 Deutsches Psychotherapeuten-Netzwerk, ist eine kollegiale Interessengemeinschaft psychotherapeutisch tätiger Psychologen, Ärzte sowie Kinder- und Jugendlichen- Psychotherapeuten, Psychiatern, psychosomatischen Medizinern. Das Netzwerk ist im Juni 2017 aus der Initiative für gerechte Honorare, die 2016 vom Bonner Diplom-Psychologen und Psychotherapeuten Dieter Adler gegründet wurde, entstanden. Mit den Stammmitgliedern aus der Initiative für gerechte Honorare wurde im Sommer 2017 begonnen. Heute hat das Netzwerk mehr als 10.000 Mitgliedern, die mehr als ein Drittel aller psychotherapeutisch tätigen Fachbehandler ausmachen. Neben dem Deutschen Psychotherapeuten-Verband ist das Deutsche-Psychotherapeuten-Netzwerk die zweitgrößte Interessengemeinschaft psychotherapeutisch Tätiger. Zur Anmeldung gelangt man am einfachsten über die Webseite:

www.deutsches-psychotherapeuten-netzwerk.de

Kontakt über
post@deutsches-psychotherapeuten-netzwerk.de

Autorenverzeichnis

Über die Autoren:

Dipl.-Psych. **Dieter Adler** ist psychologischer Psychotherapeut und Kinder- und Jugendlichenpsychotherapeut in eigener Kassen-Praxis. Als 17jähriger war er an der Entwicklung von einem der ersten computergestützten Untersuchungssysteme (Expertensystem) in der Medizin beteiligt. Einen Teil seines Studiums hat er als Rettungsassistent verdient. Und er war Versuchsteilnehmer eines Telematik-Vorläufer-Projektes (D2D = doctor-to-doctor). Er kann selbst programmieren und Netzwerktechnologien sind ihm nicht fremd. Er ist auch mit Datensicherheit bzw. Datenunsicherheit vertraut. Das könnte auch daran liegen, dass sein Vater als Kryptologe bei der BND-Vorläufer-Organisation des Bundesamtes für Sicherheit in der Informationstechnik (BSI), der Zentralstelle für das Chiffrierwesen, gearbeitet hat.

Lara Sutter ist M.Sc. Psychologin. Sie absolvierte ihren Master mit den Schwerpunkten Klinische Psychologie und Rechtspsychologie an der Rheinischen Friedrich-Wilhelms-Universität in Bonn. Nach dem Studium begann sie ihre Ausbildung zur Verhaltenstherapeutin an einem Institut in Köln.

Caroline Madla ist cand. M.Sc. Psychologin mit den Schwerpunkten Klinische Psychologie und Wirtschaftspsychologie.

Nora Winkelmann ist cand. M.Sc. Psychologin an der Universität Bonn. Im Masterstudium vertiefte sie ihr Wissen in der klinischen und pädagogischen Psychologie. Ihr Ziel für die Zukunft ist die Ausbildung zur Kinder- und Jugendlichenpsychotherapeutin in Köln.

M.Sc. **Josefin Frank** hat ihr Psychologie-Masterstudium an der Rheinischen Friedrich-Wilhelms-Universität Bonn absolviert. Ihre Schwerpunkte im Masterstudium umfassten Klinische Psychologie, Sozialpsychologie und Rechtspsychologie. Sie hat ihre Masterarbeit zum Thema „Radikalisierung" verfasst. Nach dem Masterabschluss begann sie die Ausbildung zur psychologischen Psychotherapeutin mit dem Schwerpunkt Verhaltenstherapie in Köln.

Prof. Dr. Rudolph Bauer, Jahrgang 1939, war von 1972 bis 2002 Professor für Wohlfahrtspolitik und Soziale Dienstleistungen an der Universität Bremen. Als Politik- und Sozialwissenschaftler veröffentlicht er kritische Beiträge zu sozial- und gesundheitspolitischen Fragen sowie zu Militarisierung und Kriegseinsätzen. Er hat das dreibändige "Lexikon des Sozial- und Gesundheitswesens" (1992; 2. Aufl. 1996) herausgegeben und ist nicht-ärztliches Mitglied der IPPNW.

Dr. Stefan Streit ist seit 2004 in Köln-Mülheim, Nähe Keup-Straße, zusammen mit seiner Ehefrau als Hausarzt tätig. Nach dem Studium in Köln, arbeite er erst als Facharzt für Anästhesiologie und nun als Facharzt für Allgemeinmedizin. Er kennt das Gesundheitssystem aus seiner langjährigen Tätigkeit als Narkosearzt, als anästhesiologischer Stationsarzt einer großen interdisziplinären Intensivstation, als unfallchirurgischer Ambulanzarzt, als Notarzt und als niedergelassener Arzt in eigener Praxis. Seit 2010 schreibt er über das Hausarztsein. Die 1. Auflage der „Prinzipien der Heilkunst“ erschien 2012, die 2. völlig überarbeitete Auflage Ende 2017. Zuletzt hielt er vielbeachtete Vorträge zu DSGVO und Telematik, z.B. unter www.media.ccc.de, und veröffentlichte Übersichtsartikel zum Dateneigentum beim Institut-für-Sozialstrategie.

Impressum:

Netzwerkverlag des
Deutschen Psychotherapeuten Netzwerkes
c/o Dieter Adler
Heckenweg 22
53229 Bonn
post@deutsches-psychotherapeuten-netzwerk.de